卓越幼师培养系列·新型活页式

婴幼儿身心发展与保育

谭冠著 吴青霞 李 静 主 编

电子工业出版社
Publishing House of Electronics Industry
北京·BEIJING

内 容 简 介

本书为婴幼儿保育校企合作成果之一，全书针对婴幼儿照护者日常工作所必备的知识和技能，科学合理设置内容，并体现情境化教学理念。全书突出职业教育特色，强调操作性，共分五个模块，主要内容包括0～6个月、7～12个月、13～18个月、19～24个月、25～36个月婴幼儿身心发展与保育知识与技能。每个模块设置模块概述、知识要求与技能要求、工作任务（任务描述、工作表单、反思评价、学习支持）等环节。

本书可作为职业院校婴幼儿保育专业教材。

未经许可，不得以任何方式复制或抄袭本书之部分或全部内容。
版权所有，侵权必究。

图书在版编目（CIP）数据

婴幼儿身心发展与保育 / 谭冠著，吴青霞，李静主编 . —北京：电子工业出版社，2022.2
ISBN 978-7-121-43032-9

Ⅰ . ①婴… Ⅱ . ①谭… ②吴… ③李… Ⅲ . ①婴幼儿–哺育–高等学校–教材 Ⅳ . ① R174

中国版本图书馆 CIP 数据核字（2022）第 035423 号

责任编辑：朱怀永
印　　刷：天津画中画印刷有限公司
装　　订：天津画中画印刷有限公司
出版发行：电子工业出版社
　　　　　北京市海淀区万寿路 173 信箱　邮编　100036
开　　本：787×1092　1/16　印张：11.5　字数：291.2 千字
版　　次：2022 年 2 月第 1 版
印　　次：2022 年 2 月第 1 次印刷
定　　价：42.80 元

凡所购买电子工业出版社图书有缺损问题，请向购买书店调换。若书店售缺，请与本社发行部联系，联系及邮购电话：（010）88254888，88258888。
质量投诉请发邮件至 zlts@phei.com.cn，盗版侵权举报请发邮件至 dbqq@phei.com.cn。
本书咨询联系方式：（010）88254608，zhy@phei.com.cn。

本书编委会

主　编　谭冠著　吴青霞　李　静

副主编　朱海娟　吴晓丹　王燕归　李雪球

　　　　　姚海芬　吴素芳

编　委　韦红彤　覃彩霞　姚　亮　覃月才

　　　　　吴成军　黄正红　张小玲　黄　力

　　　　　韦富腾　覃雅静　万　英　刘　卓

前 言

　　婴幼儿保育专业是近两年新设立和开始人才教育培育的专业，该专业的定位是培养具有婴幼儿保健科学知识及婴幼儿教育理论知识，并能根据婴幼儿生理、心理发展特点及保教工作要求，熟练掌握婴幼儿保教工作的各项技能，具有较高文化素养、艺术素养和职业发展基础的保教人员。

　　婴幼儿保育作为新兴专业，符合专业教学的教材较少，且现有教材的内容侧重理论性，缺少可操作性。依婴幼儿保育专业学生的学习特点，使用现有教材开展教学，出现了学生参与度低、发散性思维受局限的实际情况，所以亟须开发和建设一批能调动学生学习积极性、实践操作性较强的教材。为此，编者组建了《婴幼儿身心发展及保育》教材编委会，结合婴幼儿保育行业用人需求和保教岗位应具备的知识和技能，在分析婴幼儿身心发展特点的基础上，收集整理婴幼儿不同年龄阶段的典型案例，把职业能力要求转换成具体工作任务，进而确立本书的编写思路和主体内容。

　　本书详细介绍婴幼儿身心发展的特点及婴幼儿照护人员在保育过程中应掌握的相关技能，主要内容包括婴幼儿粗大动作发展与指导、精细动作发展与指导、语言发展与指导、注意力发展与指导、记忆力发展与指导、情绪情感发展与指导、社会行为发展与指导。通过以上内容的学习，使学生能真正掌握婴幼儿身心发展及保育的必备技能，在实践中将所学知识运用自如。

　　本书推陈出新，摒弃传统教材中枯燥的理论和知识讲解，采用新型活页式的编写体例，把实际岗位所需的知识与技能科学合理地细化至每个模块，通过在日常生活或者岗位中的实践案例进行剖析，真正帮助学生提高解决问题的能力。本书每个模块设置了模块概述、知识要求与技能要求、工作任务等部分，且在每个工作任务中又设置了任务描述、工作表单、反思评价、学习支持等环节。学生可通过解读任务描述中的案例，对应完成工作表单中的问题，掌握每个模块的内容。反思评价环节可以让学生及时地对相关模块和任务的学习内容进行总结，学习支持环节则提供理论支持。

    本书由广西教育科学规划立项重点课题《1+X 证书制度与中职婴幼儿保育专业人才培养融合路径研究与实践》负责人、婴幼儿保育品牌专业建设负责人谭冠著主编，联合幼乐美（北京）教育科技有限公司、湖南金职伟业母婴护理有限公司、婴幼儿保育专业骨干教师参与编写，以最新行业标准与规范为指南，通过调研收集大量实例，突出新型活页式教材的特色，突出校企合作的特色。本书编写具体分工如下：吴青霞负责编写模块一，李静、吴素芳负责编写模块二，王燕归负责编写模块三，李雪球、姚海芬负责编写模块四，吴晓丹负责编写模块五。

    在本书编写过程中，得到了卓越云师朱海娟主任、吴婷老师及相关专家的大力支持和指导，在此深表感谢。尤其感谢卓越云师朱海娟主任全身心、全过程、全方位指导，并提供了大量参考资料。由衷希望本书能为我国婴幼儿保育专业人才培养提供支持和帮助。鉴于编写时间短及编者能力有限，书中难免存在诸多不足，敬请各位读者批评指正。

编者

2021 年 8 月

目 录

模块一　0～6个月婴幼儿身心发展及保育 ·· 1

任务一　帮助欢欢练习抬头 ··· 3

任务二　辅助可可练习坐立训练 ··· 7

任务三　促进暖暖精细动作的发展 ·· 11

任务四　促进贝贝视觉发育 ··· 16

任务五　促进灵宝的听觉发展 ··· 20

模块二　7～12个月婴幼儿身心发展及保育 ····································· 25

任务一　帮助青宝练习爬行 ··· 28

任务二　帮助安安学会对击、拍打、捏取等动作 ······························· 36

任务三　帮助多多练习发音 ··· 41

任务四　培养兰宝注意力 ··· 46

任务五　帮助月月记忆生活中的美好事物 ······································ 51

任务六　帮助静宝缓解不安情绪 ··· 56

任务七　帮助朵朵克服害怕认生 ··· 63

模块三　13～18个月婴幼儿身心发展和保育 ····································· 68

任务一　帮助通通练习行走 ··· 71

任务二　促进亮亮抓握能力发展 ··· 75

任务三　促进兰兰语言发展 ··· 80

任务四　帮助琪琪集中注意力 ··· 84

任务五　提高涂涂记忆准确性 ··· 89

任务六　帮助浩浩稳定情绪 ··· 94

任务七　促进天天自我意识发展 ··· 98

模块四　19～24个月婴幼儿身心发展及保育 ···················· 102

　　任务一　帮助团团练习跳跃 ···················· 105

　　任务二　促进圆圆手眼协调发展 ···················· 109

　　任务三　促进赞赞语言发展水平 ···················· 114

　　任务四　帮助明明集中注意力 ···················· 119

　　任务五　帮助欢欢提高记忆力 ···················· 123

　　任务六　促进冬冬情绪情感多样发展 ···················· 127

　　任务七　帮助小宇促进社会性行为发展 ···················· 131

模块五　25～36个月婴幼儿身心发展及保育 ···················· 136

　　任务一　促进悦悦技能运动的发展 ···················· 139

　　任务二　促进西西手指灵活性发展 ···················· 144

　　任务三　提高悠悠语言表达的准确性 ···················· 149

　　任务四　培养田田注意力的稳定性 ···················· 153

　　任务五　提高石头记忆能力的发展 ···················· 159

　　任务六　正确处理菲菲哭闹情绪 ···················· 164

　　任务七　帮助心心交朋友 ···················· 169

参考文献 ···················· 174

模块一 0～6个月婴幼儿身心发展及保育

一、模块概述

0～6个月是人一生中成长最快的阶段，也是粗大动作、精细动作、视听觉发展的最关键时期。只要抓住能力锻炼的关键期，就能为婴幼儿的健康成长打下良好基础。

在粗大动作发展方面：粗大运动能力与婴幼儿生长发育紧密相关。婴幼儿粗大动作发育早于精细动作，上肢动作发育早于下肢动作；头部动作是婴幼儿最先发展的动作。对于0～6个月婴幼儿，训练的重点是抬头与翻身、坐立。

在精细动作发展方面：婴幼儿精细动作的发展主要体现在手和手指的动作，以及手眼协调摆弄物体方面。婴幼儿早期最典型的精细动作是伸手抓取物体，伸手抓取物体这个动作技能的核心是手眼协调。

在视觉发展方面：从出生到1个月，婴幼儿醒着时，目光能追随距眼睛20厘米左右的物体；1～3个月，婴幼儿喜欢看母亲的脸，眼睛盯着物体看；4～6个月的婴幼儿喜欢看颜色鲜艳的事物，会盯着移动的物体看。

在听觉发展方面：对于0～6个月的婴幼儿来说，他们容易受到周围声音的影响，会沉迷于这些声音中；与陌生人的声音相比，婴幼儿更喜欢听母亲的声音。因此，这段时间是婴幼儿的听觉敏感期，也是他们听力发育的黄金期。

二、知识要求与技能要求

本模块的知识要求与技能要求见表 1-1。

表 1-1

工作任务	要求	具体内容
帮助欢欢练习抬头	知识要求	1. 熟悉 0～6 个月婴幼儿粗大动作发展的特点 2. 了解 0～6 个月婴幼儿粗大动作训练的方法
	技能要求	1. 能根据婴幼儿粗大动作发展的特点对婴幼儿进行相应的保育，从而促进婴幼儿粗大动作的发展 2. 掌握训练婴幼儿抬头与翻身的方法
辅助可可练习坐立训练	知识要求	1. 熟悉 0～6 个月婴幼儿坐立动作发展的特点 2. 了解指导婴幼儿坐立时需要做的准备与运用的方法
	技能要求	1. 掌握训练婴幼儿坐立动作发展的方法 2. 能根据婴幼儿发展的特点对婴幼儿进行相应的保育
促进暖暖精细动作的发展	知识要求	1. 熟悉 0～6 个月婴幼儿精细动作发展的特点 2. 了解 0～6 个月婴幼儿精细动作训练的方法
	技能要求	1. 能根据婴幼儿精细动作发展的特点对婴幼儿进行相应的保育，从而促进婴幼儿精细动作的发展 2. 掌握训练婴幼儿精细动作发展的方法
促进贝贝视觉发育	知识要求	1. 熟悉 0～6 个月婴幼儿视觉发展的特点 2. 了解 0～6 个月婴幼儿视觉发展训练的方法
	技能要求	1. 能根据婴幼儿视觉发展的特点对婴幼儿进行相应的保育 2. 能判断养育者的育儿做法是否正确，掌握促进婴幼儿视觉发育的方法
促进灵宝的听觉发育	知识要求	1. 熟悉 0～6 个月婴幼儿听觉发育的特点 2. 了解 0～6 个月婴幼儿听觉发育训练的方法
	技能要求	1. 能根据婴幼儿听觉发展的特点对婴幼儿进行相应的保育 2. 能判断养育者的育儿做法是否正确，掌握促进婴幼儿听觉发育的方法

三、工作任务

任务一　帮助欢欢练习抬头

1. 任务描述

欢欢是个 4 个多月大的婴儿。由于她的父母工作比较忙，妈妈坐完月子就开始工作了。因此，欢欢从 2 个月后都是和退休的爷爷奶奶一起生活。由于年迈的爷爷奶奶缺少育儿经验，精力与体力都有限，一直让欢欢在床上躺着，很少训练其抬头与翻身。欢欢在 4 个月的时候抬头时，胸部依然无法离开床面，面部与床面仅成 45° 角。

（1）欢欢现在粗大动作发展的状况如何？ 0～6 个月婴幼儿粗大动作发展的特点有哪些？（完成工作表单 1）

（2）养育者可以怎样训练婴幼儿抬头与翻身？（完成工作表单 2）

2. 工作表单

工作表单 1 和工作表单 2 分别见表 1-2 和表 1-3。

表 1–2

工作表单 1	0～6 个月婴幼儿粗大动作发展的特点	姓名		学号	
		评分人		评分	

1. 欢欢现在粗大动作发展的状况如何？

_____

_____

_____

_____

2. 0～6 个月婴幼儿粗大动作发展的特点有哪些？

（1）从出生到 1 个月，婴幼儿的头可以从一边_____另一边。

（2）从 1 个月到 3 个月，婴幼儿俯卧能_____，抱坐时_____稳定。

（3）从_____到_____，婴幼儿能翻身，靠着辅助物能坐立或能独自坐立（独坐）

表 1–3

工作表单 2	训练婴幼儿抬头与翻身的方法	姓名		学号	
		评分人		评分	

【翻身游戏】

（1）每日_____次，每次 1 ~ 3_____。

（2）等婴幼儿学会翻身后，成人可以在婴幼儿身体的一侧放置他喜欢的玩具，鼓励他侧翻去抓住玩具，再慢慢移动玩具，引导他顺势翻身_____。

（3）婴幼儿俯卧位时，成人一边叫他的名字，一边用带声响的玩具逗引他，诱引婴幼儿在寻找声音时，顺势将身体翻成为_____位。如果婴幼儿做得有点吃力，成人可轻轻帮助其翻身

3. 反思评价

（1）学习本任务后，谈谈在辅助婴幼儿进行抬头与翻身时应注意哪些事项？

（2）请你对本次任务进行评价，填写表 1-4。

表 1–4

评价内容	自　评
课堂活动参与度	☆ ☆ ☆ ☆ ☆
小组活动贡献度	☆ ☆ ☆ ☆ ☆
学习内容接受度	☆ ☆ ☆ ☆ ☆

4. 学习支持

0 ~ 6 个月婴幼儿粗大动作（抬头与翻身）发展的特点及训练方法见表 1-5。

模块一 0～6个月婴幼儿身心发展及保育

表 1-5

年龄	发展特点	训练方法
新生儿	瞬间抬头，臀高头低，全身向前倾坐；足底接触支撑面时出现颈、躯干及下肢的伸展动作	一般在空腹情况下，即喂奶30分钟后或觉醒状态下进行。每日2～5次，运动后抚触新生儿颈部，缓解其肌肉痉挛。 【俯卧转头】 将婴幼儿趴着放在床上成为俯卧位，将婴幼儿的头部侧转面向一方，1～2分钟后，再轻轻将婴幼儿的头部转向另一方。 【俯卧抬头】 在婴幼儿头部的上方唱歌或者用玩具发出声音吸引婴幼儿俯卧抬头。每次3分钟，每天可重复数次
2个月	短暂抬头，稍离开床面至45°角甚至更高，头臂同高，半身向前倾坐；头竖立时间延长，由数秒到数分钟不等；下肢逐渐伸展呈现半屈曲的状态而下肢尚不能支持体重	【竖头训练】 每日适当地竖着抱起婴幼儿数次，让婴幼儿练习头竖起，一半2个月婴幼儿的头部可竖直几秒钟至1～2分钟。练习时让婴幼儿的脸朝前，背靠成人。运动后按摩颈部及四肢关节和肌肉。 【两臂支撑俯卧】 每日2～5次，每次2～10分钟。 婴幼儿俯卧在床上或地板上，成人两手手心向上，与婴幼儿的手掌相合，托住婴幼儿手掌并带动其手臂向上、向前运动。 也可以在婴幼儿俯卧位的前方20～30厘米处，放置一面镜子，告诉婴幼儿镜子里能看到什么，鼓励并帮助婴幼儿伸手向前俯触摸镜子
3个月	仰卧位翻身至侧卧位；髋膝关节屈曲，可以短暂支持体重；头能经常保持在中线上，下颏可离开床面，与床面成45°～90°角	【辅助翻身】 每日次数不限，每次2～10分钟。让婴幼儿仰卧在床上或地板上，成人轻轻握住婴幼儿的两条腿，把右腿放在左腿上面，右手握住婴幼儿的右手，左手推动婴幼儿的右肩，使婴幼儿的身体自然地向左侧卧；反之，把左腿放在右腿上面，左手握住婴幼儿的左手，右手推动婴幼儿的左肩，使婴幼儿的身体自然地向右侧卧。 多次练习后，成人可以一手抓住婴幼儿的左右手，一手推动婴幼儿的肩部使其由仰卧位或侧卧位变成俯卧位，再用相同的方法由俯卧位变成仰卧位

（续表）

年龄	发展特点	训练方法
4个月	卧位时能用前臂支撑并抬起头，头高于臂；直抱时头能保持平衡；扶腰能坐立；足尖呈支持状态	【翻身游戏】 　　每日 3～4 次，每次 1～3 分钟。 　　等婴幼儿学会翻身后，成人可以在婴幼儿身体的一侧放置他喜欢的玩具，鼓励他侧翻去抓住玩具；再慢慢移动玩具，引导他顺势翻身俯卧。 　　婴幼儿位于俯卧位时，成人一边叫他的名字，一边用带声响的玩具逗引他，诱引婴幼儿在寻找声音时，顺势将身体翻转成为仰卧位。如果婴幼儿做得有点吃力，成人可轻轻帮助其翻身
5个月	能比较熟练地从仰卧位翻转至侧卧位，再翻转至俯卧位；可以背靠着坐立片刻，独自坐立时身体前倾；喜欢趴着抬头挺胸环顾四周；仰卧位时可抬起双足蹬踢	【翻身游戏】 　　每日 3～4 次，每次 1～3 分钟。 　　将婴幼儿放在被单上，由父母分别抓住被单的两个角，轮流拉高或放低，让婴幼儿在被单里滚来滚去，体验翻身的要领。 　　当婴幼儿能够随心所欲地翻动身体时，在床上摆放一些障碍物，如枕头、棉被等，让婴幼儿从上面翻过去
6个月	随意运动增多，抬头角度大于90°；由俯卧位翻身至仰卧位；能独自坐立片刻；大人扶着站立时，两腿会做跳的动作；有爬的愿望	【翻身游戏】 　　在地板上铺上软垫，准备好床单、被单或毛巾被。让婴幼儿躺在床单、被单或毛巾被上，只将头露在外面。成人像包春卷一样把婴幼儿卷起来，然后拉住床单、被单或毛巾被的一边，让婴幼儿慢慢顺势滚出。

注：表中 0～6 个月婴幼儿抬头与翻身训练均可每日轮换进行。

模块一　0～6个月婴幼儿身心发展及保育

任务二　辅助可可练习坐立训练

1. 任务描述

可可已经6个月了，妈妈看到育儿百科书上说这么大的孩子已经能坐立了。于是妈妈把可可放在沙发上，可是从来没有坐立过的可可一下子向后仰过去，躺在了沙发上。妈妈困惑了，不是这么大的孩子能坐立了吗？妈妈发现可可在床上仰卧的时候抬起双足蹬踢次数不多，扶着他站立的时候，两腿偶尔才会做跳的动作。

（1）结合案例，说一说可可粗大动作发展的状况如何？此阶段婴幼儿粗大动作发展水平是怎样的？如何促进可可坐立动作的发展？（完成工作表单1）

（2）若想训练婴幼儿坐立动作，我们需要做哪些准备？有什么样的方法呢？（完成工作表单2）

2. 工作表单

工作表单1和工作表单2分别见表1-6和表1-7。

表1-6

工作表单1	0～6个月婴幼儿粗大动作的发展水平	姓名		学号	
		评分人		评分	

1. 结合案例，说一说可可粗大动作发展的状况如何？
可可粗大工作发展的状况是＿＿＿＿＿＿＿＿＿＿＿＿＿＿＿＿＿＿＿＿＿＿＿＿＿＿＿＿＿＿＿。

2. 此阶段婴幼儿粗大动作发展水平是怎样的？
①＿＿＿＿＿＿婴幼儿扶腰能坐立。
② 5个月婴幼儿可以背＿＿＿＿＿＿片刻，独自坐立时身体＿＿＿＿＿＿。
③＿＿＿＿＿＿能独自坐立片刻。

3. 如何促进可可坐立动作的发展？
坐立动作的指导训练有：
①＿＿＿＿＿＿（4～6个月）　　　　②＿＿＿＿＿＿（4～6个月）
③＿＿＿＿＿＿（6～8个月）

婴幼儿身心发展与保育

表 1-7

工作表单 2	0～6个月婴幼儿坐立训练	姓名		学号	
		评分人		评分	

1. 训练准备

（1）_____。

　　婴幼儿坐立的地方必须软硬适中，摩擦力不可过大或过小，四周家具如有尖角，需用软性材料包裹起来。

（2）_____。

　　成人除去手上、身上不利于活动的饰品，衣着要便于与婴幼儿一起活动、游戏。为婴幼儿脱去宽大的外套。检查婴幼儿的尿布，如为一次性尿布需观察是否需要更换。放松婴幼儿手脚。在活动过程中需要视情况增减婴幼儿的衣服。选择婴幼儿清醒、情绪愉悦时进行。

2. 训练方法

（1）_____

　　婴幼儿在仰卧位时，成人抓住婴幼儿的双手稍稍用力，让他自己用力配合，将婴幼儿拉至坐位。每日 2～3 次，每次 5～10 分钟，在拉坐的过程中成人用力逐渐减小，促使婴幼儿用力越来越大。

（2）_____

　　初期，可以用枕头靠在婴幼儿背部，使其靠着坐立起来，并且给一些玩具，让他拿着玩，以提高婴幼儿坐立的兴趣。以后可以逐渐撤去枕头，让其独自坐立。

　　让婴幼儿面对面地坐立在成人的腿上，成人双手轻轻围抱着婴幼儿，有节奏地与婴幼儿说话、游戏，如"骑大马，骑大马，宝宝骑马跑天下"；然后悄悄放开手，让婴幼儿身体保持短暂的平衡。

（3）_____

　　让婴幼儿坐在活动毯或草地上，将球滚向他，鼓励婴幼儿伸手接球，并把球推回来。球的轻重以婴幼儿能接住和推动为宜。

　　平时可以让婴幼儿坐着吃点心，坐着听音乐、看动画片等

3. 反思评价

（1）学习本任务后，你掌握了哪些关于 0～6 个月婴幼儿坐立训练的知识？

_____

_____

_____

（2）请你对本次任务进行评价，填写表1-8。

表1-8

评价内容	自　评
课堂活动参与度	☆ ☆ ☆ ☆ ☆
小组活动贡献度	☆ ☆ ☆ ☆ ☆
学习内容接受度	☆ ☆ ☆ ☆ ☆

4. 学习支持

0～6个月婴幼儿粗大动作（坐与爬行）发展的特点及训练方法见表1-9。

表1-9

年龄	发展特点	训练方法
0～3个月	能抬头挺胸，由仰卧位翻身至侧卧位；可以短暂支持体重	暂时不适合训练坐立和爬行动作
4个月	卧位时能用前臂支撑并抬起头，头高于臂；直抱时头能保持平衡；扶腰能坐立；足尖呈支持状态	【拉坐训练】 　　婴幼儿仰卧位，成人抓住婴幼儿的双手稍稍用力，让他自己用力配合，将婴幼儿拉至坐位。每日2～3次，每次5～10分钟，在拉坐的过程中成人用力逐渐减小，促使婴幼儿用力越来越大
5个月	能比较熟练地从仰卧位翻至侧卧位，再翻转至俯卧位；可以背靠着坐立片刻，独自坐立时身体前倾；喜欢趴着抬头挺胸环顾四周；仰卧位时可抬起双足蹬踢	【靠坐或扶坐训练】 　　（1）初期，可以用枕头围着婴幼儿背部，使其靠着坐起来，并且给一些玩具，让他拿着玩，以提高婴幼儿坐立的兴趣。以后可以逐渐撤去枕头，让其独自坐立。 　　（2）让婴幼儿面对面地坐在成人的腿上，成人双手轻轻围抱着婴幼儿，有节奏地与婴幼儿说话、游戏，如"骑大马，骑大马，宝宝骑马跑天下"；然后悄悄放开手，让婴幼儿身体保持短暂的平衡。 【直立跳跃训练】 　　成人坐立，双手扶在婴幼儿的腋下，使婴幼儿的双足在成人的腿上一蹿一蹿地跳跃，每次1分钟左右，每天可以练习1～2次

（续表）

年龄	发展特点	训练方法
6个月	随意运动增多，抬头角度大于90°；由俯卧位翻身至仰卧位；能独坐片刻；成人扶着站立时，两腿会做跳的动作；有爬的愿望	【独坐训练】 （1）让婴幼儿坐在活动毯或草地上，将球滚向他，鼓励婴幼儿伸手接球，并把球推回来。球的轻重以婴幼儿能接住和推动为宜。 （2）平时可以让婴幼儿坐着吃点心，坐着听音乐、看动画片等。 【翻滚、打转训练】 先让婴幼儿仰卧在床上，用颜色鲜艳的玩具吸引他的注意力，引导他从仰卧位翻身至俯卧位，再由俯卧位翻身至仰卧位，让婴幼儿翻身打滚。让婴幼儿俯卧在床上，成人用玩具在一侧逗引，这时候婴幼儿会以腹部为支点四肢腾空，上肢向上抓握玩具，下肢也随着转动，身体在床上打转

模块一　0～6个月婴幼儿身心发展及保育

任务三　促进暖暖精细动作的发展

1. 任务描述

暖暖已经5个多月了,当她自己在小床上躺着的时候,经常把双手放在胸前摆弄,有时候还会把小手放进自己的嘴巴里。妈妈拿着玩具逗暖暖,暖暖就伸出小手想要抓握玩具。当她抓住玩具的时候,就会抓得很用力,妈妈很奇怪,这么小的孩子怎么会有这么大的力气呢?

(1)请根据材料分析暖暖精细动作发展的水平,说一说4～6个月婴幼儿精细动作发展的特点。(完成工作表单1)

(2)如果你是暖暖的家庭指导老师(或照护者),你会从哪些方面来促进她的精细动作发展呢?(完成工作表单2)

2. 工作表单

工作表单1和工作表单2分别见表1-10和表1-11。

表1-10

工作表单1	分析暖暖精细动作发展的水平	姓名		学号	
		评分人		评分	

请根据材料分析暖暖精细动作发展的水平,说一说4～6个月婴幼儿精细动作发展的特点。

(1)暖暖精细动作发展的水平为_____
_____
_____。

(2)4～6个月婴幼儿精细动作发展的特点:

①_____婴幼儿_____在眼前玩弄手指。

②_____婴幼儿喜欢_____、_____、_____。

③_____能迅速抓住_____玩具。

表 1—11

工作表单 2	促进 0～6 个月婴幼儿精细动作的发展	姓名		学号	
		评分人		评分	

如果你是暖暖的家庭指导老师，你会从哪些方面来促进她的精细动作发展呢？

（1）_____：

在婴幼儿面前放置不同形状、不同颜色的玩具，让其准确抓取。

（2）_____：

用细绳拴住吊环或玩具在婴幼儿面前晃动，引导其用手去抓取。

3. 反思评价

（1）学习本课之后，我们掌握了哪些关于婴幼儿 0～6 个月精细动作发展的相关知识？

_____

_____

_____

模块一　0～6个月婴幼儿身心发展及保育　　13

（2）请你对本次任务进行评价，填写表 1-12。

表 1-12

评价内容	自　评
课堂活动参与度	☆ ☆ ☆ ☆ ☆
小组活动贡献度	☆ ☆ ☆ ☆ ☆
学习内容接受度	☆ ☆ ☆ ☆ ☆

4. 学习支持

0～6 个月婴幼儿精细动作发展的特点及训练方法见表 1-13。

表 1-13

年龄	发展特点	训练方法
新生儿	双手常握拳，大拇指被其他四指包在里面；如果把手指打开，放一个摇铃在掌心，婴幼儿会本能地抓住，但不会摇动，也不会塞入口中	【手足训练】 用玩具逗引新生儿，让他活动手足，想去抓取玩具；如不会抓取玩具，可将玩具放进他手里，帮助他摇动。每次 3～5 分钟，每天可重复数次（运动后按摩手指关节和肌肉）
2 个月	偶尔能张开手，对传递来的物体能拿住；偶尔把手或手里的物体送入口中	【被动抓握训练】 保育人员将手指放入婴幼儿手心，当婴幼儿抓住后，保育人员用手握住婴幼儿双手，帮助他坚持握紧的动作。 【主动握紧训练】 婴幼儿主动抓握毛线球、橡皮手套或不同质地的玩具，每次 3～5 分钟，每天可数次（运动后按摩手掌和手指）
3 个月	手摸物体，触到时偶尔能抓住；手经常处于张开状态，将小棒放入手中，能握住数秒	【动态抓握训练】 在婴幼儿看得见的地方悬挂有声玩具，牵着他的手进行抓握、拍打，每次可训练 3～5 分钟，每天可重复数次（运动后按摩手掌和手指）

（续表）

年龄	发展特点	训练方法
4个月	仰卧、清醒状态时，双手能凑到一起在眼前玩弄手指；常常去抓取物体，但距离判断不清，手常常伸过了物体；用整个手握住物体，手持小棒的时间比较长一些，而且会摇晃，并用眼睛看着手里的小棒片刻，出现最初的手眼协调	【静物抓握训练】 提供多种质地、色彩和便于抓握的玩具，如摇铃、不倒翁、能捏响的橡皮动物玩具等，每次放一种，让婴幼儿练习抓握，并教他玩法（运动后按摩手掌和手指）
5个月	喜欢手摸、摇晃、敲打物品	【静物抓取训练】 在婴幼儿面前放置不同形状、不同颜色的玩具，让其准确抓取。 【动态抓握训练】 用细绳拴住吊环或玩具在婴幼儿面前晃动，训练其用手去抓取
6个月	迅速抓住面前的玩具，玩具掉下后会再抓起；能握住奶瓶，玩自己的脚；准确地抓取悬垂在胸前的物体；会撕纸；当手中已有一块积木而保育人员给另一块积木时，会扔掉手中原有的积木然后去接另外一块积木	【玩具传手】 保育人员先递一个玩具，然后再递另外一个玩具，看婴幼儿是否将原来的玩具传递到另外一只手后再抓取另一玩具。 【抓取小玩具】 先抓取大玩具后抓取小玩具

0～6个月婴幼儿精细动作发展的基本训练方法

1.本能抓握能力训练（0～3个月）

锻炼用左右手抓握物体的能力，丰富手部感受能力。

（1）抚摸手指：照护者握住婴幼儿的小手，捏捏他的小手指，从指尖到掌根依次按摩每个手指。也可以抚摸婴幼儿的掌心，等其抓握成人的手指，成人手指转动、抽拉等刺激婴幼儿的小手，每日至少2～3次。

（2）握持练习：把不同质地的玩具（如布娃娃、摇铃、拨浪鼓、毛球等）放在婴幼儿的手中，让其抓握，每日数次，每次30秒。

2. 有意识地抓握能力训练（4～6个月）

促进手眼协调，发展双手肌肉运动能力。

（1）抓抓乐：婴幼儿仰卧，照护者将一条颜色鲜亮的纱巾放在婴幼儿正上方25厘米左右的位置，边晃动纱巾边鼓励婴幼儿用双手抓取纱巾。

（2）斗斗斗飞：让婴幼儿背靠照护者坐在照护者怀里，照护者两手分别握着婴幼儿的双手，用食指和拇指抓住婴幼儿的食指，让他的两个食指尖并拢点几下然后分开，两食指尖对点时说"斗斗斗"（每念一次，食指尖对点一下），分开时说"飞—"。

任务四 促进贝贝视觉发育

1. 任务描述

贝贝是一个 5 个月零 20 天的宝宝，妈妈发现贝贝对颜色鲜艳的物品特别感兴趣。外婆给她买了一个粉红色的仙女棒，一晃动就会发出光亮。外婆每次挥动仙女棒，贝贝就会伸手想抓取。外婆把仙女棒给贝贝拿着，贝贝开心地看着仙女棒闪闪发光。外婆通过观看育儿频道，了解到这一时期是婴幼儿视觉敏感期，打算多买一些能发出响声、颜色鲜艳的玩具给贝贝，促进贝贝视觉的发展。

（1）结合案例，谈一谈此阶段婴幼儿视觉发展的特点，外婆是如何训练贝贝视觉发育的？（完成工作表单 1）

（2）我们可以从哪些方面科学合理地促进婴幼儿的视觉发育？（完成工作表单 2）

2. 工作表单

工作表单 1 和工作表单 2 分别见表 1-14 和表 1-15。

表 1-14

工作表单 1	0 ～ 6 个月婴幼儿视觉发展的特点	姓名		学号	
		评分人		评分	

1. 结合案例谈一谈此阶段婴幼儿视觉发展的特点？贝贝喜欢什么样的玩具？

贝贝视觉发展的特点＿＿＿＿＿＿＿＿＿＿＿＿＿＿＿＿＿＿＿＿＿＿＿＿＿＿＿＿＿

＿＿＿＿＿＿＿＿＿＿＿＿＿＿＿＿＿＿＿＿＿＿＿＿＿＿＿＿＿＿＿＿＿＿＿＿＿＿

＿＿＿＿＿＿＿＿＿＿＿＿＿＿＿＿＿＿＿＿＿＿＿＿＿＿＿＿＿＿＿＿＿＿＿＿＿＿

2. 外婆是如何训练贝贝视觉发育的？

＿＿＿＿＿＿＿＿＿＿＿＿＿＿＿＿＿＿＿＿＿＿＿＿＿＿＿＿＿＿＿＿＿＿＿＿＿＿

＿＿＿＿＿＿＿＿＿＿＿＿＿＿＿＿＿＿＿＿＿＿＿＿＿＿＿＿＿＿＿＿＿＿＿＿＿＿

＿＿＿＿＿＿＿＿＿＿＿＿＿＿＿＿＿＿＿＿＿＿＿＿＿＿＿＿＿＿＿＿＿＿＿＿＿＿

＿＿＿＿＿＿＿＿＿＿＿＿＿＿＿＿＿＿＿＿＿＿＿＿＿＿＿＿＿＿＿＿＿＿＿＿＿＿

模块一　0～6个月婴幼儿身心发展及保育

表 1-15

工作表单 2	促进 0～6 个月婴幼儿视觉发育	姓名		学号	
		评分人		评分	

可以通过哪些途径来刺激婴幼儿的视觉发育？

（1）＿＿＿＿＿＿＿。可以在宝宝的房间涂绘一些彩色的图形或图画（太阳、小草、树），这样宝宝就能很方便地观察到不同的颜色和图形了。

（2）＿＿＿＿＿＿＿。婴幼儿的床单不要太单一和素色了，建议婴幼儿的床单颜色选择黄色或者橙色，这两种颜色是宝宝喜欢的颜色（黄色、橙色有安全感）。

（3）＿＿＿＿＿＿＿。也可以通过玩具的颜色来刺激宝宝的视觉神经，在给宝宝购买玩具的时候，可以选择暖色的儿童玩具，这样宝宝在玩的过程中不知不觉就刺激了视觉。

（4）＿＿＿＿＿＿＿。婴幼儿的衣服也要选择不同的颜色，这样也可以刺激视觉神经。

（5）＿＿＿＿＿＿＿。天气好的时候，可以带宝宝到户外看风景，如红色的花、绿色的草、黄色的树叶等。

（6）＿＿＿＿＿＿＿。婴幼儿使用的用具，如奶瓶、水杯、水瓶等也可以选择不同的颜色

3. 反思评价

（1）通过本任务的学习，请你分析贝贝外婆的育儿行为是否妥当？说说你的理由。

（2）请你对本次任务进行评价，填写表 1-16。

表 1-16

评价内容	自　评
课堂活动参与度	☆ ☆ ☆ ☆ ☆
小组活动贡献度	☆ ☆ ☆ ☆ ☆
学习内容接受度	☆ ☆ ☆ ☆ ☆

4. 学习支持

1）0～6个月婴幼儿视力发育指标

1个月：出生1周，婴幼儿的视力趋向于近视，可以把视力集中于8～15厘米远的物体上，还能够用眼睛追随移动的物体。到1个多月时，婴幼儿已经能看清眼前15～30厘米内的物体，并能开始注视物体了。

2个月：婴幼儿视觉集中的现象越来越明显，喜欢看活动的物体和熟悉的大人的脸；能协调地注视物体；能区分颜色，但不能分辨深浅；在90°范围内眼球能随着物体运动，当有物体很快地靠近眼前时，会出现眨眼等保护性反射；注视时间可保持5秒以上。

3～4个月：能固定视线，看清大约75cm远的物体，视力约为0.1；注视的时间明显延长了，视线还能跟随移动的物体而移动；对颜色很敏感，宝宝对色彩有偏爱，喜欢看明亮鲜艳的颜色，尤其是红色，不喜欢看暗淡的颜色。他们偏爱的颜色依次为红、黄、绿、橙、蓝等，最喜欢的颜色是红色。

5～6个月：眨眼次数增多，可以准确地看到面前的物品，还会将其抓起，在眼前玩弄。将手摇铃挂在摇篮或婴幼儿床旁边，当婴幼儿不小心碰到手摇铃时，观察婴幼儿是否会因声音而注意到相关物品。6个多月时，婴幼儿的目光可向上向下跟随移动物体转动90°。这时候婴幼儿的视力可达0.1，能注视较远距离的物体，如街上的行人、车辆等。

2）0～1个月婴幼儿的视觉练习

（1）给宝宝一些昏暗光线。

为了帮助宝宝视觉的发展，可以在昏暗的房间里放置一些闪烁的物体，比如小装饰灯，每次练习进行几分钟，一天4次。

（2）旋转玩具。

在宝宝视线上方20～30厘米处悬挂一组活动挂件，每隔几天就转换一下方向。

（3）近点视觉。

自宝宝出生起，就要注意常常在他醒着的时候将他放于俯卧位置。这个姿势对宝宝近点视觉的锻炼有很大帮助，如果有必要可以在宝宝的腋下塞一个枕头。

3）2～6个月婴幼儿的视觉练习

在婴幼儿2～3个月大时，就可以把婴幼儿床上方的活动挂件放低一些，因为婴幼儿需要在观看物体时，透过视觉体验来认识事物。活动挂件能帮助婴幼儿发展对深度和距离的判断。慢慢降低活动挂件的高度，当婴幼儿挥动握紧的小拳头时，会无意间碰到挂件，从而促使他们张开手抓住挂件。

（1）近点视觉。

婴幼儿2个月大时，就可以抓住他的小手，在他眼前四处移动，鼓励婴幼儿用眼睛去追踪手的运动。在这一阶段，吊在婴幼儿床上的活动挂件能提供非常有益的视觉刺激。

（2）摇铃。

鼓励婴幼儿闻声而动，可以在他面前一臂远处摇晃摇铃，这样婴幼儿会把头转向声响处。要完成这个训练，婴幼儿需要能控制自己的颈和头，进行视觉调整。

任务五　促进灵宝的听觉发展

1. 任务描述

灵宝快 4 个月了，妈妈给她买了一个手摇铃，一晃动就会发出悦耳的铃声。妈妈每次拿起手摇铃的时候，灵宝就会随着声音的方向转动头部。妈妈把手摇铃放到灵宝的手里，灵宝手舞足蹈地晃动着，十分满足地听手摇铃的声音。妈妈看到灵宝这么喜欢手摇铃的声音，就给灵宝买了很多能发出各种响声的玩具，其中有的声音还很大，妈妈想用这种方法来促进她的听觉发展。

（1）结合案例，说一说灵宝的听觉发展有哪些特点？妈妈是如何训练灵宝的听觉的？是否科学？我们该如何对婴幼儿的耳部进行护理和保健？（完成工作表单 1）

（2）对婴幼儿进行听觉训练，应该遵循哪些原则呢？（完成工作表单 2）

（3）作为家庭指导师，你应该如何对婴幼儿的听觉进行科学有效的训练？（完成工作表单 3）

2. 工作表单

工作表单 1、2、3 分别见表 1-17、表 1-18 和表 1-19。

表 1-17

工作表单 1	婴幼儿耳部的护理和保健	姓名		学号	
		评分人		评分	

1. 结合案例，说一说灵宝的听觉发育有哪些特点？妈妈是如何训练灵宝的听觉的？

灵宝听觉发展的特点＿＿＿＿＿＿＿＿＿＿＿＿＿＿＿＿＿＿＿＿＿＿＿＿＿＿＿＿

妈妈采用的方法是＿＿＿＿＿＿＿＿＿＿＿＿＿＿＿＿＿＿＿＿＿＿＿＿＿＿＿＿

是否科学＿＿＿＿＿＿＿＿＿＿＿＿＿＿＿＿＿＿＿＿＿＿＿＿＿＿＿＿＿＿＿＿

2. 作为养育者，应该如何对婴幼儿的耳部进行护理和保健？

（1）＿＿＿＿＿＿＿＿＿婴幼儿洗脸或洗澡后，用棉签拭干外耳道，插入深度不可大于 1cm；动作应轻柔，以防损伤外耳道皮肤引起感染

（续表）

工作表单 1	婴幼儿耳部的护理和保健	姓名		学号	
		评分人		评分	

另外，妈妈喂奶时的姿势要正确。如果是坐着喂奶，应将婴幼儿斜抱在怀中，让婴幼儿呈半坐位，婴幼儿上半身靠着的那一条腿可以用小凳子垫高；如果是侧躺着喂奶，要用手臂将婴幼儿的上身和头部支起，以获得一个最适宜的角度。

（2）_____若婴幼儿长期在90分贝以上的环境中生活，容易引起鼓膜肌肉系统长期收缩和鼓膜连续振动，使鼓膜及内耳听觉器发生病变，甚至因鼓膜振动过剧而导致噪声性耳聋。

（3）_____这类耳聋是指患各种急、慢性传染病而产生的感音神经性耳聋。其中流行性脑脊髓膜炎是导致耳聋的重要原因。

（4）_____0～4岁是中毒性耳聋的易感期。耳毒性药物中，以链霉素、庆大霉素等抗生素对听神经的损害最为严重。

（5）_____耵聍是人体耵聍腺产生的一种油脂分泌物，它存在于外耳道，有保护耳朵的作用。不要用棉签更不能用发卡或火柴棍等为婴幼儿清理耳道内的耵聍

表 1-18

工作表单 2	婴幼儿听觉训练的原则	姓名		学号	
		评分人		评分	

对婴幼儿进行听觉训练，应该遵循哪些原则呢？

（1）_____

新生儿喜欢柔和、缓慢、醇厚的声音，表现为安静、微笑；对于尖锐的声音则表现为烦躁、不安。新生儿对有节奏的声音更为敏感，可能与胎儿期天天听到母亲有节律的心跳有关，它给予新生儿一种安全感。

母亲的声音是最适合婴幼儿的。经常和婴幼儿说说话、讲讲故事，让婴幼儿能感受到母亲对他的爱，这对日后婴幼儿与母亲形成良好的依恋关系大有裨益。

玩具的摇铃声和有节奏的乐曲也比较适合婴幼儿，但不宜选择过于吵闹的音乐。

（2）_____

对婴幼儿的声音刺激强度要适宜，一般以20～50分贝为宜。在放音乐给婴幼儿听时，音量调到40～50分贝，达到清晰的程度即可。如果突然出现60分贝以上的声音，婴幼儿很容易受到惊吓，会全身抖动、眨眼、皱眉头甚至停止进食。

（3）_____

听力损伤主要源于强声音、短时间刺激，如音乐突然强音转换、鞭炮声等；还有强度并不是很大但持续性的刺激如日常噪声对听力的损伤会导致噪声性耳聋。因此，对婴幼儿的听觉训练时间不可过长。

婴幼儿身心发展与保育

表 1-19

工作表单 3	婴幼儿听觉训练的方法	姓名		学号	
		评分人		评分	

作为家庭指导师，我们如何对婴幼儿的听觉进行科学有效的训练？

（1）_____分别在婴幼儿头部的两侧，亲切地呼唤婴幼儿的名字，使婴幼儿听到成人的声音后出现注意的神情。家人都可以呼唤婴幼儿的名字，使他慢慢熟悉全家人的声音。

（2）_____将大豆或小石子装入塑料瓶内，分别在婴幼儿耳边（距离 10cm 左右）摇出柔和的声音，让婴幼儿注意声响，一天进行几次即可。

（3）_____用铃鼓在婴幼儿耳边轻轻摇动，当婴幼儿听到清脆而柔和的铃鼓声，会表现出惊喜、快乐的神情。

（4）_____让婴幼儿听舒缓、优美的音乐，每天 2 次，每次 5～10 分钟。不刻意要求婴幼儿去听音乐，将其当作背景音乐，在婴幼儿吃、玩、睡时，放一放即可，婴幼儿的大脑会不知不觉地留下许多美妙旋律。要让婴幼儿长期坚持听美妙高雅的音乐。

（5）_____将一个婴幼儿熟悉的发声玩具藏在他身上的衣服内，或者藏在旁边枕头下和被子里，让婴幼儿听到玩具的声音并去寻找它。

（6）_____当婴幼儿会用手抓握物品时，可以多给他一些能发声的玩具，如摇铃、手鼓等让婴幼儿自己摇动或对撞。

（7）_____从婴幼儿可以到户外活动时，就要尽可能让婴幼儿倾听大自然的各种声音，如风声、雨声、流水声、浪击声、鸟叫声、蝉鸣声等。这些自然界的声音能使婴幼儿耳聪目明、心旷神怡

3. 反思评价

（1）学习本任务后，请你判断灵宝妈妈的育儿方式是否科学合理，并给出理由。

（2）请你对本次任务进行评价，填写表 1-20。

表 1-20

评价内容	自　评
课堂活动参与度	☆ ☆ ☆ ☆ ☆
小组活动贡献度	☆ ☆ ☆ ☆ ☆
学习内容接受度	☆ ☆ ☆ ☆ ☆

4. 学习支持

1）婴幼儿听觉训练的重要性

（1）有助于婴幼儿语言学习和智力发展。

学习语言的黄金时期是 1～3 岁。婴幼儿出生后头半年，主要是以听言语为主，若此时不接触声音、不进行言语交流，或听力出现问题，势必会造成语言发育障碍，导致日后学习和人际交往的困难，影响智力发育。

（2）有助于培养婴幼儿音乐灵感。

婴幼儿天生对节奏就很敏感，对悦耳的音调或语调也同样敏感，天生就能分辨音阶。无论是哪种语言，婴幼儿最初学说话的时候能比成人分辨出更多的语句，所以成人不可忽略婴幼儿的听觉培养。

2）婴幼儿早期听力障碍

1～3 个月的婴幼儿：在婴幼儿耳边大声拍手，婴幼儿没有任何反应；或者是婴幼儿睡着时，不能被大声惊醒。

8～12 个月的婴幼儿：婴幼儿听到熟悉的声音并没有转过头去，或者听到成人的说话声没有对应地牙牙学语。

1 岁半的婴幼儿：婴幼儿还不能说出一些很容易发音的字，如"妈""爸"；或者成人让婴幼儿做那些教过的动作，婴幼儿不会做。

2 岁的婴幼儿：在没有用眼睛看的情况下，婴幼儿不能按照成人说出的简单指令去做动作。

如果发现以上情况，怀疑婴幼儿有听力问题，应当做一次专业的听力检查，确诊婴幼儿是否真的存在听力障碍，以便尽早采取干预措施。

模块二　7～12个月婴幼儿身心发展及保育

一、模块概述

本模块主要围绕婴幼儿粗大动作、婴幼儿精细动作、婴幼儿语言、婴幼儿注意力、婴幼儿记忆力、婴幼儿情绪情感及婴幼儿亲子依恋关系7个方面，通过7个任务，引导同学们对7～12个月婴幼儿身心发展的特点及保育要点进行思考和学习。7～12个月婴幼儿身心发展及保育的相关知识概述如下。

在婴幼儿粗大动作发展方面：粗大动作发展是婴幼儿大脑成熟的一项重要指标，这一时期为婴幼儿的步行前时期，粗大动作训练仍然以移动运动为主，包括独坐、爬行、花样爬、扶站、扶走等，其训练的主要目的是增强背部、腰部、腿部的力量。

在婴幼儿精细动作发展方面：精细动作逐渐发展出手部的操作能力，手部精细动作发展遵循从简单到复杂、从单手抓握到双手协调的规律。这一时期重点训练的是婴幼儿拍打、取物、对击、松手、扔物等动作。

7～10个月婴幼儿可用拇指和另外2个手指握住物体，能自己将饼干放入口中；用拇指和其他手指捏起桌上的小物体；能将手指对敲；能用拇指与另一只手准确捏起小的串珠；能熟练用食指触碰物体；能扔掉手中的物品或主动将手中的物品放下。11～12个月婴幼儿喜欢将物品扔在地上听声音或主动打开物品的外包装；能用拇指和食指捏住较小的物体。

在婴幼儿语言发展方面：这一时期婴幼儿处在学话萌芽阶段，逐渐开始真正地理解成人的语言，对语言刺激做出恰当的反应。

7个月以后的婴幼儿，不仅发音增多，而且对某些特定的声音会产生反应，对自己的名字有所反应；8～9个月的婴幼儿已经形成初步语言–动作的条件；10个月以后是婴幼儿说话准备和说话萌芽阶段，能模仿成人的声音说简单的词语，发出的"音"具有具体意义。

在婴幼儿注意力发展方面：在认知方面，婴幼儿开始了无意注意。婴幼儿随着活动能力的增强，注意力不再像以前那样只表现在视觉方面，而是以更为广泛和复杂的形式表现出来，并受知识和经验的支配，他们的注意力有了一定的选择性。1岁左右婴幼儿处于有意注意的萌芽阶段，如注意更多表现在抓取、吸吮、倾听等方面。随着婴幼儿的成长，他们对新异事物的兴趣不断增加，对社会性刺激和社会性交往的记忆迅速发展。

在婴幼儿记忆力发展方面：7～12个月婴幼儿的长时记忆所能保持的时间持续延长，婴幼儿能寻找从视野中消失的物体，说明婴幼儿已经能够回忆。1岁左右，多数婴幼儿表现出对自己熟悉的位置的长时记忆。

在婴幼儿情绪情感发展方面：情绪情感是婴幼儿适应生存的重要心理工具，对其认知发展起到重要的促进作用，也是婴幼儿成长过程中进行人际交往的有力手段，同时也能促进婴幼儿意识的产生及个性的形成。7～12个月婴幼儿的愤怒、恐惧和悲伤等消极情绪会经常出现，照护者要经常通过活动来给予幼儿以喜悦、欢欣的体验，激活和促进婴幼儿的心理活动。

在婴幼儿社会性行为发展方面：这个时期婴幼儿的社会性行为发展表现为亲子依恋关系的建立，这是儿童早期生活最重要的社会关系，是婴幼儿情感社会化的主要标志。7～12个月是婴幼儿与照护者特殊的情感连接阶段，作为婴幼儿的照护者，要满足婴幼儿生理上的需要，发展信任感，是建立并形成安全亲子依恋关系的重要时期。

二、知识要求与技能要求

本模块的知识要求与技能要求见表 2-1。

表 2-1

工作任务	要求	工作内容
帮助青宝练习爬行	知识要求	1. 熟悉 7～12 个月婴幼儿粗大动作发展的特点 2. 知道 7～12 个月婴幼儿进行粗大动作训练的方法 3. 掌握 7～12 个月婴幼儿粗大动作发展的基础玩教具的名称、作用和选择原则
	技能要求	1. 针对此阶段婴幼儿粗大动作发展的特点进行保育训练，促进粗大动作发展，并给予正确的教育建议 2. 能够正确使用粗大动作发展的基础玩教具
帮助安安学会对击、拍打、捏取等动作	知识要求	1. 熟悉 7～12 个月婴幼儿精细动作发展的特点 2. 知道 7～12 个月婴幼儿进行精细动作训练的方法 3. 掌握 7～12 个月婴幼儿精细动作发展的基础玩教具的名称、作用和选择原则
	技能要求	针对此阶段婴幼儿精细动作发展的特点进行保育训练，促进精细动作发展，并给予正确的教育建议
帮助多多练习发音	知识要求	1. 熟悉 7～12 个月婴幼儿语言发展的特点 2. 知道对 7～12 个月婴幼儿进行语言教育的原则及正确方法
	技能要求	针对此阶段婴幼儿语言发展的特点进行保育训练，促进婴幼儿语言发展，并给予正确的教育建议
培养兰宝的注意力	知识要求	1. 熟悉 7～12 个月婴幼儿注意力发展的特点 2. 知道 7～12 个月婴幼儿注意力训练的正确方法
	技能要求	针对此阶段婴幼儿注意力发展的特点进行保育训练，促进婴幼儿注意力发展，并给予正确的教育建议

（续表）

工作任务	要求	工作内容
帮助月月记忆生活中的美好事物	知识要求	1. 熟悉7～12个月婴幼儿记忆力发展的特点 2. 知道7～12个月婴幼儿记忆力训练的正确方法 3. 通过查阅资料了解训练7～12个月婴幼儿记忆力的游戏
	技能要求	针对此阶段婴幼儿记忆力发展的特点进行保育训练，促进婴幼儿记忆力发展，并给予正确的教育建议
帮助静静缓解不安情绪	知识要求	1. 熟悉7～12个月婴幼儿情绪情感发展的特点 2. 知道培养7～12个月婴幼儿良好情绪情感的方法
	技能要求	针对此阶段婴幼儿情绪情感发展的特点进行保育训练，促进婴幼儿情绪情感发展，并给予正确的教育建议
帮助朵朵克服害怕认生	知识要求	1. 熟悉7～12个月婴幼儿依恋性行为发展的特点 2. 知道培养7～12个月婴幼儿安全性依恋的方法
	技能要求	针对此阶段婴幼儿社会性行为发展的特点进行保育训练，促进婴幼儿社会性行为发展，并给予正确的教育建议

三、工作任务

任务一　帮助青宝练习爬行

1. 任务描述

青宝是一个9个月的女宝宝，长得圆嘟嘟的，特别可爱。妈妈平时经常抱着青宝，忙的时候就把她放在婴幼儿车里。青宝已经坐得非常稳，她能一边坐着一边玩玩具。青宝不会爬行，但是她能够扶着婴幼儿车的护栏站起来。

妈妈想让青宝学习爬行，于是将青宝置于趴着的状态，想让她往前爬。但是青宝趴在那里完全没有向前爬的意思，妈妈拿玩具去吸引她，她只是伸手抓，够不着就不

模块二 7～12个月婴幼儿身心发展及保育

要了。青宝双手撑了一会继续趴着，开始哼哼唧唧。

（1）结合案例，说一说青宝粗大动作发展到了哪个阶段。这一阶段的婴幼儿粗大动作发展有什么特点？（完成工作表单1）

（2）爬行对婴幼儿动作发展有什么作用？我们可以针地婴幼儿进行哪些训练以帮助其学习爬行？如果你是青宝的妈妈，为了促进青宝粗大动作发展，你会怎么做？（完成工作表单2）

（3）爬行对于婴大肢体动作发展起着重要作用，在对青宝进行粗大动作训练的时候，应注意的事项有哪些？（完成工作表单3）

2. 工作表单

工作表单1、2、3分别见表2-2、表2-3和表2-4。

表 2-2

工作表单 1	7～12个月婴幼儿粗大动作发展的特点	姓名		学号	
		评分人		评分	

1. 结合案例，说一说青宝粗大动作发展到了哪个阶段。

青宝粗大动作发展的阶段是＿＿＿＿＿＿＿＿＿＿＿＿＿＿＿＿＿＿＿＿＿＿＿＿＿＿

＿＿＿＿＿＿＿＿＿＿＿＿＿＿＿＿＿＿＿＿＿＿＿＿＿＿＿＿＿＿＿＿＿＿＿＿＿＿

＿＿＿＿＿＿＿＿＿＿＿＿＿＿＿＿＿＿＿＿＿＿＿＿＿＿＿＿＿＿＿＿＿＿＿＿＿＿

2. 这一阶段婴幼儿粗大动作发展有什么特点？

这一阶段婴幼儿粗大动作发展的特点主要是：

（1）坐：＿＿＿＿＿＿＿＿＿＿＿＿＿＿＿＿＿＿＿＿＿＿＿＿＿＿＿＿＿＿＿＿＿

＿＿＿＿＿＿＿＿＿＿＿＿＿＿＿＿＿＿＿＿＿＿＿＿＿＿＿＿＿＿＿＿＿＿＿＿＿＿

（2）爬：＿＿＿＿＿＿＿＿＿＿＿＿＿＿＿＿＿＿＿＿＿＿＿＿＿＿＿＿＿＿＿＿＿

＿＿＿＿＿＿＿＿＿＿＿＿＿＿＿＿＿＿＿＿＿＿＿＿＿＿＿＿＿＿＿＿＿＿＿＿＿＿

（3）站立：＿＿＿＿＿＿＿＿＿＿＿＿＿＿＿＿＿＿＿＿＿＿＿＿＿＿＿＿＿＿＿

＿＿＿＿＿＿＿＿＿＿＿＿＿＿＿＿＿＿＿＿＿＿＿＿＿＿＿＿＿＿＿＿＿＿＿＿＿＿

婴幼儿身心发展与保育

表 2-3

工作表单 2	怎样训练婴幼儿爬行	姓名		学号	
		评分人		评分	

1. 爬行对婴幼儿动作发展有什么作用?

_____

_____

2. 我们可以针对婴幼儿进行哪些训练以帮助其学习爬行?

（1）毛毯法:_____

（2）家长辅助法:_____

（3）玩具诱惑法:_____

_____

3. 如果你是青宝的妈妈,为了促进青宝粗大动作发展,你会怎么做?

_____

_____

表 2-4

工作表单 3	婴幼儿爬行训练方案	姓名		学号	
		评分人		评分	

游戏名称:爬坡（山洞）游戏。

适宜年龄:8～12 个月。

练习时间:每日 2～3 次,每次 5～20 分钟。

练习方法:

在婴幼儿爬行时,父母运用身体的不同姿势来发展婴幼儿爬行的技能。

（1）爬坡。父亲、母亲间隔地躺在婴幼儿身边,成为爬行障碍物。在另一侧放上一个能吸引婴幼儿的玩具,说:"宝宝,快爬到这里来。"让他从父亲、母亲的身体上爬过而得到玩具。

（2）爬山洞。父母弯腰,用身体和双手围成拱门,当婴幼儿爬过一个拱门后,父亲或母亲又在前方接上一个拱门,激励婴幼儿不断向前爬。也可以利用中空的纸箱,对婴幼儿说:"别害怕,我们一起爬过去。"婴幼儿和父母一起从纸箱中间爬过去。

模块二　7～12个月婴幼儿身心发展及保育

31

（续表）

工作表单3	婴幼儿爬行训练方案	姓名		学号	
		评分人		评分	

在婴幼儿练习爬行时应注意哪些事项？

_____

_____

_____

_____

3. 反思评价

（1）假如现实中你就是青宝的照护者，你能很好地帮助青宝学习爬行吗？如何才能做到呢？

_____

_____

_____

（2）请你对本次任务进行评价，填写表2-5。

表2-5

评价内容	自　评
课堂活动参与度	☆ ☆ ☆ ☆ ☆
小组活动贡献度	☆ ☆ ☆ ☆ ☆
学习内容接受度	☆ ☆ ☆ ☆ ☆

4. 学习支持

1）7～12个月婴幼儿粗大工作发展的特点

粗大动作发展指涉及全身大肌肉的动作，如翻身、坐立、爬行、跑、跳、钻、投掷等动作。婴幼儿时期的粗大动作发展主要是姿势控制技能、位移技能的发展。

姿势控制技能是指人保持身体平衡，并在环境中维持一个特定的身体方位的能力。婴幼儿时期姿势控制技能主要是头部控制、翻滚、坐立和站立等技能。

（1）爬行。

新生儿俯卧位时做反射性匍匐动作；1个月时，婴幼儿能以肘撑起身躯，并交替向前伸手试图抓取手不能触及的物体，这是匍匐动作的开始；2个月时，婴幼儿能在俯卧位交替踢腿；3～4个月时，可用肘支撑上身达数分钟之久；5～7个月时，婴幼儿能用手支撑胸腹使身体离开床面，有时能在原地转动；8～9个月时，婴幼儿能用上肢往前爬；1岁时，婴幼儿可手膝并用地爬行，少数婴幼儿用手及足撑起全身爬行或坐着滑动臀部向前移动。

（2）踏步反射。

新生儿可产生踏步反射；2～3个月，当扶至立位时，婴幼儿的髋、膝关节弯曲；6个月，呈立位时，婴幼儿的两下肢可支持体重；7个月，扶站时，婴幼儿能高兴地蹦跳；9个月，婴幼儿可独自站立；1个月，婴幼儿能独立较稳地行走几步，可作像蟹行，搀着双手能向前走；13个月，婴幼儿能独立行走，但两下肢分开，双脚横向的距离比较大，每步距离大小、方向不一致，肩部外展，肘弯曲。

爬行是婴幼儿在俯卧状态下手臂和腿交互动作实现位移的一种技能。成熟的爬行是手膝交替成对角线爬行。大约9个月时，婴幼儿会用手、膝爬行，头、颈抬起，胸腹部离开地面，最后发展成为两臂和两腿均伸直，用手和脚爬行。婴幼儿行走动作的发展一般开始于出生后的11个月左右，到3岁时才能真正协调地行走，而行走的成熟模式在7岁以后才能完全表现出来。

2）爬行对婴幼儿动作发展的作用

（1）有助于身体发育。

爬行对婴幼儿的身体发育十分有利。婴幼儿爬行时，头部抬起、胸部挺起、腹部抬高，全身重量依靠四肢来支撑，左右上肢和下肢轮换向前移动。这时，婴幼儿的全身肌肉得到锻炼，腿、手臂、腹部和颈部肌肉的发育得到促进，眼、耳、手、脚的协调得到加强。在爬行中还能消耗热量，减少皮脂积聚，加速身体的新陈代谢，增强免疫力。

（2）扩大视觉范围和活动空间。

婴幼儿学会爬行后，自主活动的空间得以扩大，在爬行过程中，其视野和所在的位置不断变化，促进了深度知觉的发展。

（3）有助于触觉发展。

爬行是人一生中对手脚等各个身体器官的最先综合协调使用。婴幼儿在爬行时，手脚及身体其他部位会接触到各种事物，有助于触觉的开发和手指的灵活运用。

（4）促进脑的发育。

一方面随着坐立和爬行动作的形成，婴幼儿感知空间不断扩大，感知觉信息不断增多，大脑获得与外界更多更频繁的信息交换，这有利于婴幼儿思维和记忆的锻炼；另一方面，婴幼儿在爬行运动中，四肢并用，刺激了左右脑均衡发展，智力也得到了全面发展。

3）婴幼儿爬动作练习的设施与玩具

（1）活动毯或游戏垫。

供婴幼儿练习坐立和爬行的活动毯或游戏垫面积要大，给予婴幼儿宽敞自由的爬行空间；材料应安全环保、防潮防滑、保暖、软硬适中有弹性，便于婴幼儿练习爬行，并防止意外的发生。同时，活动毯或游戏垫应可擦洗易清洁。

（2）拖拉玩具。

在婴幼儿爬行时，将一些色彩鲜艳、形象可爱的动物、汽车等木质或塑料拖拉玩具或在婴幼儿感兴趣的玩具上系一根绳子（见图2-1），放置在婴幼儿的前方，让婴幼儿跟着移动玩具爬行，这样做可激发婴幼儿爬行的兴趣。

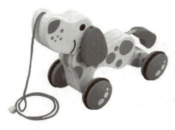

图 2-1

（3）响声玩具。

选择一些体积较小、非常柔软、手捏挤压后会发声的玩具（见图2-2）放置在婴幼儿周围，吸引婴幼儿转动身体寻找、玩耍，发展婴幼儿的触觉敏感性和手眼协调性。

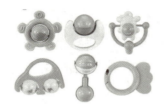

图 2-2

（4）球类玩具。

各种大小不一、颜色鲜艳的球（见图2-3）是婴幼儿学习爬行的最好玩具之一。球滚来滚去，会激发婴幼儿极大的兴趣，促使婴幼儿克服爬行中的各种困难，去追逐滚动的球。球的制作材料和体积大小应便于婴幼儿抓握，便于清洗和消毒。

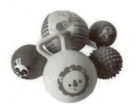

图 2-3

（5）日常生活设施。

利用日常生活设施，如墙角、床、椅子等围出一块活动空间，铺上毯子或席子，让婴幼儿在上面坐着玩耍或爬行。在婴幼儿能运用手足自如爬行后，可以用枕头、被子等作为障碍物，和婴幼儿一起做爬小山等游戏；也可以利用家里的楼梯、沙发等让婴幼儿爬上爬下。

任务二 帮助安安学会对击、拍打、捏取等动作

1. 任务描述

安安已经 9 个多月了,她最近学会了抓握,能自己抓取玩具,在玩玩具的时候,总是用手指去抠弄玩具,在吃饭的时候还尝试用小手指去捏取桌面的饭粒。

安安有时候还喜欢反复地敲打物品,手上拿着玩具就用力地敲来敲去,然后把玩具扔到地上,发出声响,当她听到玩具发出声音的时候就咯咯地笑起来。妈妈把玩具捡起来给她,她再次把玩具扔到地上。妈妈生气地说"不许把玩具扔到地上了",然后把安安从学步车里抱了起来。安安伸出小手,使劲捏住了妈妈的脸。妈妈生气地把安安的手拿掉,使劲在她的小手上拍了一下。

(1)结合案例,请你分析安安精细动作发展有什么特点?生活中我们遇到这个阶段婴幼儿扔玩具、捏大人脸时应该如何回应呢?你如何评价妈妈的做法?为什么?(完成工作表单1)

(2)我们还可以采用哪些方法来促进安安精细动作的发展?(完成工作表单2)

(3)手指精细动作发展有助于婴幼儿灵活地用手进行各种活动,请你根据游戏方案写出此次游戏训练的目的。(完成工作表单3)

模块二　7～12个月婴幼儿身心发展及保育　37

2. 工作表单

工作表单 1、2、3 分别见表 2-6、表 2-7 和表 2-8。

表 2-6

工作表单 1	7～12个月婴幼儿精细动作发展的特点	姓名		学号	
		评分人		评分	
1. 结合案例请你分析安安精细动作发展有什么特点？					
2. 生活中我们遇到这个阶段婴幼儿扔玩具、拍大人脸时应该如何回应？					
3. 你如何评价妈妈的做法？为什么？ 安安妈妈的做法是_____，因为_____					

表 2-7

工作表单 2	训练 7～12个月婴幼儿精细动作发展	姓名		学号	
		评分人		评分	
生活中我们还可以采用哪些方法来促进安安精细动作的发展？					

（1）_____

　　照护者和婴幼儿相向坐好。首先，照护者将准备好的纸张撕开小口，示范双手的拇指和食指分别握着纸张的两边，一手往前一手往后对捏撕纸；然后，照护者指导婴幼儿用双手的拇指和食指分别握着纸张的两边，一手往前一手往后地撕纸；最后，照护者逗引婴幼儿用拇指和食指去拿捏撕下来的纸条和纸屑。

（2）_____

　　在 9 个月的时候，婴幼儿的手臂经过锻炼已经有了一些力量，爸爸妈妈不妨让宝宝多做一些投掷物体的练习。准备一个小纸箱、小筐等容器，让宝宝把自己的玩具放进去，可以让宝宝反复练习。

（3）_____

　　这样可以让宝宝学会由握紧到松开手，从而促进手、眼、脑的协调性。另外，还可以用言语来鼓励宝宝重复进行这个动作："宝宝，把积木放到这边。"

婴幼儿身心发展与保育

表 2-8

工作表单 3	精细动作发展训练方案	姓名		学号	
		评分人		评分	

游戏名称：掀起和盖上杯盖。

游戏时间：1～3 分钟 / 次。

游戏次数：每天 1～2 次。

（1）拿一只带盖的塑料茶杯放在孩子面前，向他示范打开杯盖，再合上杯盖的动作；

（2）让他练习只用大拇指与食指将杯盖掀起再盖上，反复练习，做对了称赞他；

（3）准备好塑料套杯或套碗，让宝宝模仿成人动作一个一个地套上，以促进宝宝空间知觉的发展。

以上游戏训练的目的是什么？

_____

_____

_____

3. 反思评价

（1）假如现实中你是安安的照护者，你可以采取哪些方法更好地促进安安精细动作的发展？

_____

_____

_____

（2）请你对本次任务进行评价，填写表 2-9。

表 2-9

评价内容	自 评
课堂活动参与度	☆ ☆ ☆ ☆ ☆
小组活动贡献度	☆ ☆ ☆ ☆ ☆
学习内容接受度	☆ ☆ ☆ ☆ ☆

4. 学习支持

1) 7～12个月婴幼儿精细动作发展的特点及训练方法

7～12个月婴幼儿精细动作发展的特点及训练方法见表2-10。

表2-10

年龄	发展特点	训练方法
7个月	可用拇指和另外2个手指握住物品，能自己将饼干放入口中	1. 捏取训练：用拇指、食指或中指夹取饼干等小物品。 2. 对掌训练：用拇指和其他手指做对掌运动
8个月	用拇指和其他手指捏取桌面上的小物品；会用多种方法玩同一玩具，如放在口中咬、敲打、摇晃等；能将物品递给旁边的人，但不知道怎样松手、怎样给；喜欢从高椅子或者小车上让物品掉下来	1. 抛扔训练：把玩具留在餐椅的托盘里或游戏的围栏里，让婴幼儿把玩具丢在地上，照护人员捡起放回，让婴幼儿再扔。 2. 推球训练：让婴幼儿坐在地板上，照护人员将小球滚向婴幼儿，让婴幼儿拍打，熟练后让婴幼儿把球推向照护人员
9个月	能将手指对敲；可用拇指和食指捏取小物品	1. 拍打、摇晃训练：拍打玩具，摇晃玩具，或在两手之间传递玩具。 2. 转动训练：转动玩具的轮子、合页及开关。 3. 触摸训练：触摸玩具中的小洞
10个月	用拇指和食指准确捏取小串珠；能熟练用食指触碰物体；能扔掉手中的物品或主动将手中的物品放下。向婴幼儿索要物品时，不松手	取放训练：让婴幼儿把玩具从百宝箱中拿出来摆放在地上，然后再放进去
11个月	喜欢将物品扔在地上听声音或主动打开物品的外包装	掀盖训练：用拇指和食指将杯盖打开
12个月	能用拇指和食指捏取较小的物品；单手抓取2～3个小物品；会轻轻抛球；会将物品放入容器中并拿出来；全手握住笔在纸上留下笔道	画画训练：提高彩色蜡笔和纸，先手把手教，再让婴幼儿随意涂画

2）精细动作发展玩教具的名称和作用

（1）捏压、抓握玩具

此类玩具可以让婴幼儿尝试捏压、抓握，促进其手的抓握能力和感知力的发展。这类玩具包括小鸭子、小球（见图2-4）、小动物（见图2-5）。

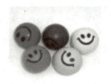 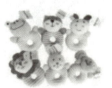

图2-4　　　　　　　　　图2-5

（2）套叠拼插类玩具。

此类玩具可用来训练婴幼儿的手眼协调能力，也可以用来训练婴幼儿手部精细动作的发展。这类玩具包括彩色串珠（见图2-6）、套环（见图2-7）、积木嵌板（见图2-8）等。

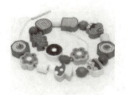 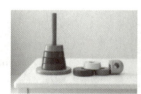 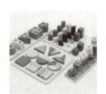

图2-6　　　　　图2-7　　　　　图2-8

任务三　帮助多多练习发音

1. 任务描述

多多已经8个多月了,妈妈为了训练多多的发音,每天都会和她说很多话,特别是各种声音的象声词。例如,各种小动物的声音、汽车的"嘀嘀"声等。每次说话时还会配上相应的动作和手势。现在多多一听到声音都会自动去模仿,还会张开小手去模仿。

妈妈总是不断地和宝宝说话,多多已经能听懂成人日常生活中的很多语言。每次跟多多说再见的时候,她都会摆手示意;出去玩的时候,她就会指着自己的衣服和帽子,让妈妈给自己穿戴。妈妈感到最开心的是多多已经能够发出"MAMA"的音了。

(1)结合案例,说一说多多处于哪一个语言发展阶段。这个阶段有什么特点?妈妈是如何来培养多多语言发展的?(完成工作表单1)

(2)你认为妈妈的做法对吗?哪些是值得借鉴的?如果你是多多的家庭指导老师,可以从哪些方面更好地促进多多的语言发展?(完成工作表单2)

(3)婴幼儿时期是人一生掌握语言最迅速的时期,请你为多多设计一个科学合理的发音训练方案。(完成工作表单3)

2. 工作表单

工作表单1、2、3分别见表2-11、表2-12和表2-13。

表2-11

工作表单1	多多语言发展的阶段及特点	姓名		学号	
		评分人		评分	

1. 结合案例,说一说多多处于哪一个语言发展阶段。这个阶段有什么特点?

多多的语言发展阶段处于:_____

这个阶段的特点是:_____

婴幼儿身心发展与保育

工作表单 1	多多语言发展的阶段及特点	姓名		学号	
		评分人		评分	

2. 妈妈是如何来培养多多语言发展的？

_____

_____

_____

_____

_____

表 2-12

工作表单 2	促进语言发展的方法	姓名		学号	
		评分人		评分	

1. 你认为妈妈的做法对吗？哪些是值得借鉴的？

妈妈的做法对吗？_____值得借鉴的地方是_____

_____

_____

_____

_____

_____

2. 如果你是多多的家庭指导老师，可以从哪些方面更好地促进多多的语言发展？

_____

_____

_____

_____

_____

模块二　7～12个月婴幼儿身心发展及保育　43

表2-13

工作表单3	7～12个月婴幼儿发音能力训练方案	姓名		学号	
		评分人		评分	

"宝宝骑马，哒哒哒"

当你舒舒服服地坐在椅子上时，可以把孩子放在你的腿上，面对你坐着。你开始慢慢地用腿上下颠他（就像骑马一样），同时用双手扶着他或环抱他使他不至于摔倒。这样他会感到很舒服并且会咯咯咯地笑。

在颠簸的同时，你可以说："哒哒哒，哒哒哒，宝宝骑马，哒哒哒。"然后再加快速度上下颠他，接着说："的的的，的的的，妈妈骑马，的的的。"还可以再稍微快一点颠他，继续说："嘀嘀嘀，嘀嘀嘀，爸爸骑马，嘀嘀嘀……"这样，孩子很快就会喜欢上这个游戏，并且会口中喃喃有声地念道："哒哒哒，宝宝骑马，哒哒哒……"

婴幼儿时期是人一生掌握语言最迅速的时期，请你根据以上训练方法为多多设计一个科学合理的发音训练方案

3. 反思评价

（1）即将成为教师的你，可以采取哪些训练方法来提高自己的普通话水平？

（2）请你对本次任务进行评价，填写表2-14。

表2-14

评价内容	自　　评
课堂活动参与度	☆ ☆ ☆ ☆ ☆
小组活动贡献度	☆ ☆ ☆ ☆ ☆
学习内容接受度	☆ ☆ ☆ ☆ ☆

4. 学习支持

1）7～12个月婴幼儿语言萌芽的特点

7～12个月婴幼儿语言萌芽的特点见表2-15。

表2-15

年龄	特点
7个月	婴幼儿能主动模仿成人的说话声，能听懂他人语气、语调的意义。学习一个音节前，婴幼儿会整天或几天重复某个音节。这时家长要积极参与，像教"爸爸、妈妈"一样耐心地教婴幼儿他音节。学习一个音节前，一直重复强化发音示范，婴幼儿会主动模仿（至少需1年以上，家长才能听懂宝宝的咿呀说话，但周岁前宝宝就能很好理解家长说的一些词汇了）
8个月	重复连续音节阶段。从咯咯声、尖叫声向可识别的音节转变，不再是简单的韵母声，能将声母和韵母音连续发出，如a-ba-ba，da-da-da。有意识地将几种简单音节和人、事物联系起来。婴幼儿能理解说话的语气情感，能进行简单的言语交往，能发出各种单音节的音，"大大、妈妈"等双唇音，更喜欢模仿学习和主动说话。重复连续音节阶段，婴幼儿能将声母和韵母连接起来，会发出多种单音节
9个月	在婴幼儿说很多词汇、单词前，已经能理解更多词汇了，成人要多和宝宝说话、讲解，并给予充足的参与时间。婴幼儿对不同声音有不同反应，知道"不、不动、不要、这、那，自己名字"等词的意思，并能用动作简单表达。婴幼儿会说的少，理解的多，能理解一些简单的词语
10个月	说话准备和萌芽阶段，婴幼儿能模仿他人的声音。婴幼儿的音调、强度和性质在改变，能主动用动作表示语言。婴幼儿有的已会叫"爸爸、妈妈"等，但更多的周岁宝宝发出一些快而不清楚的声音。在引导下，婴幼儿能模仿成人拍手、挥手和摇头等动作
11个月	婴幼儿能准确理解简单词语的意思，能模仿成人的声音说简单的词语，可争取模仿音调变化，开始发出单词。婴幼儿对简单的问题能用眼睛看、用手指的方法回答，能听懂3～4个字组成的一句话。婴幼儿会喊爸爸、妈妈、奶奶、姑姑等。婴幼儿理解能力强，善于模仿，用动作表达，发出一些单词语
12个月	发出一定的"音"具有具体意义，是婴幼儿这个阶段语言发音的特点，开始用语言与他人交流。婴幼儿常用一个单词来表达自己的意思；婴幼儿会用惊叹词，如"oh-oh"；婴幼儿尝试模仿词汇；婴幼儿会说出"爸爸、妈妈，阿姨，拿、抱抱"等单词

2）0～12个月婴幼儿语言训练的方法

（1）加强婴幼儿听力与发音能力的训练。

（2）选择优美、欢快的乐曲和歌曲定时播放。

（3）选择能发出悦耳声音的玩具吸引婴幼儿。

（4）多逗引婴幼儿，让婴幼儿愉快地发出各种声调。

（5）训练发音器官，为模仿成人语言打下基础。

（6）与认知活动结合起来。

（7）结合日常接触到的事物，要用清晰、响亮的语言说出来，反复刺激。

（8）用恰当的方式激发婴幼儿说话。

（9）因势利导，与婴幼儿做发音游戏。

（10）让婴幼儿模仿，从生活中取材，边做动作，边练习发音。

（11）为了发音自如，在日常生活中，还要有意识地对婴幼儿进行口腔练习。

任务四　培养兰宝注意力

1. 任务描述

兰宝快 8 个月了，对各种新鲜的事物都特别感兴趣。妈妈给兰宝买了一个红色的铃铛，兰宝喜欢拿着铃铛不停地摇晃，可是看到妈妈手里拿着一个蓝色的小瓶子的时候，兰宝又被小瓶子吸引了。妈妈把小瓶子递给兰宝玩了好长一段时间。等到中午的时候，妈妈要哄兰宝睡觉了，于是想播放一首摇篮曲，可是兰宝又被牛角形状的音箱吸引了，伸着手使劲要抓取音箱。妈妈把音箱放在兰宝的手上，兰宝玩了一会之后，慢慢地睡着了。

（1）结合案例，分析兰宝注意力发展有哪些特点？培养注意力对于宝宝成长有何重要性？（完成工作表单1）

（2）家长可以从哪些方面促进兰宝注意力的发展？请以小组方式讨论如何更好地训练婴幼儿的注意力？你会采用什么方式？（完成工作表单2）

（3）注意力的稳定和集中对于婴幼儿之后的学习和发展至关重要，作为兰宝的家庭指导老师，你应如何为她设计科学合理的注意力训练方案？（完成工作表单3）

2. 工作表单

工作表单1、2、3分别见表2-16、表2-17和表2-18。

表2-16

工作表单1	7～12月婴幼儿注意力发展的特点	姓名		学号	
		评分人		评分	
1. 结合案例，分析兰宝注意力发展有哪些特点？ 注意发展特点： _____					
2. 培养注意力对于宝宝成长有何重要性？ _____					

模块二　7～12个月婴幼儿身心发展及保育

表 2-17

工作表单 2	促进婴幼儿注意力发展的措施	姓名		学号	
		评分人		评分	

1. 家长可以从哪些方面促进兰宝注意力的发展？

2. 请以小组方式讨论如何更好地去训练宝宝的注意力？

2-18

工作表单 3	提高婴幼儿注意力的稳定和集中训练方案	姓名		学号	
		评分人		评分	

游戏名称：物体的恒常性训练。

适宜年龄：7～12个月。

练习次数：每天 3～4 次。

训练方法：

将五颜六色的糖豆投入透明的瓶子内并拧紧盖子，婴幼儿会拿着瓶子摇晃，看着糖豆。如果此时将瓶子放入大纸盒内，婴幼儿会将瓶子取出，继续观察糖豆是否还在瓶子中。在寻找小物品的游戏中，物质永久性概念就在婴幼儿无意识地探索中建立起来。

注意：婴幼儿最初只认识摆放在眼前的事物，不在眼前的事物就认为不存在了。通过多种形式的寻找游戏，可以培养婴幼儿对事物存在的客观认识，形成事物的恒常性概念。婴幼儿在玩寻找游戏的过程中，注意力逐渐集中和稳定。

请按照以上方法给 7～12 个月婴幼儿设计注意力稳定的训练方案。

3. 反思评价

（1）生活中，你会用哪些方式来增强自己的注意力集中的时间呢?

（2）请你对本次任务进行评价，填写表 2-19。

表 2-19

评价内容	自 评
课堂活动参与度	☆ ☆ ☆ ☆ ☆
小组活动贡献度	☆ ☆ ☆ ☆ ☆
学习内容接受度	☆ ☆ ☆ ☆ ☆

4. 学习支持

0 ～ 12 个月婴幼儿注意力发展的特点见表 2-20。

表 2-20

年龄	特点
新生儿	新生儿具备了一定的注意能力，在觉醒状态时可因周围环境中巨响、强光等刺激而产生无条件的定向反射
2 ～ 4 个月	婴幼儿由于条件反射的出现，已能比较集中地注意人的脸和声音；看到色彩鲜艳的图像时，能比较安静地注视片刻，但时间很短。除了强烈的外界刺激，凡是能直接满足婴幼儿需要或与满足需要相关的事物都能引起他们的注意，如奶瓶、妈妈等

（续表）

年龄	特点
5～6个月	婴幼儿能比较持久地注意一个事物，但注意力极不稳定，对一个现象集中注意只能保持几秒钟
7～8个月	婴幼儿开始对周围色彩鲜明、发出声响、能活动的物品产生较稳定的注意，但是注意力集中时间不长，容易被转移
1岁左右	婴幼儿有意注意出现，但这种处于萌芽阶段的有意注意是极不稳定的。此时，婴幼儿能凝视成人手中的表超过15秒

7～12个月婴幼儿注意力集中的训练方法和具体措施见表2-21。

表2-21

训练方法	具体措施
（1）发展注意力稳定的活动	注意力的稳定性是有意注意极为重要的品质，我们可以在活动中要求婴幼儿将注意力较长时间地维持在同一事物上，从而提高他们注意力的稳定性。具体设计思路如下。 （1）看：如活动要求婴幼儿用眼睛来"接通"电话，即找出相连的两个电话。活动时，婴幼儿必须将注意力高度集中在对线路上，稍一分神，连线便中断了。这种活动能提高婴幼儿视觉注意力的稳定性。 （2）听：如把收录机的音量调得低一些，播放一段故事，要求婴幼儿能从弱的声音中听出故事的意思。这种游戏能高度集中婴幼儿的听觉注意力，但要注意，游戏的时间不要超过3分钟
（2）发展注意力范围的活动	照护者可以准备一些婴幼儿喜欢的玩具、生活用品等实物并放在桌子上，数量不要多，控制在3～4个。让婴幼儿看一下，然后用布遮盖起来，让婴幼儿说一说看到了几个物品。随着活动的开展，可适当提高要求，比如让婴幼儿说一说有哪些东西、什么颜色、在什么位置等。这个活动可以锻炼婴幼儿注意力的范围，培养有意注意的能力
（3）明确注意的目的和要求	注意是为任务服务的，任务越明确，完成任务的愿望越迫切，注意力就越能集中和持久。在让婴幼儿集中注意力时，要让婴幼儿明确注意的目的是什么、有什么要求。在婴幼儿注意的过程中，家长和教师要适时地给予指导，并提出要求，让婴幼儿的注意有指向性

（续表）

训练方法	具体措施
（4）利用游戏培养婴幼儿的注意力	游戏是婴幼儿最感兴趣的活动，家长和教师可以组织一些需要集中注意力才能完成的游戏，培养婴幼儿的注意力。在注意力集中的针对性游戏活动中，一定要创造出层层递进的梯度感
（5）发展注意力分配的活动	我们还可以在活动中让婴幼儿按指示同时完成两三个任务来训练婴幼儿注意力的分配。例如，用"你变我也变，看谁反应快"的活动，照护者引导婴幼儿与其做出相同的手势，左手跟右手分别伸出不同数量的手指，并根据婴幼儿的完成情况不断加快变化的速度，以此来训练婴幼儿注意力的分配和注意力的转移

模块二　7～12个月婴幼儿身心发展及保育　　51

任务五　帮助月月记忆生活中的美好事物

1. 任务描述

月月已经7个月零20天了，小宝宝特别调皮，特别活泼可爱。妈妈叫宝贝的名字"月月"时，月月会转过头盯着妈妈看。月月特别喜欢自己的摇铃玩具，经常抓在自己的手中，有时候爸爸会逗月月，故意把月月的摇铃藏起来，月月就会非常着急而哭闹起来。

月月一直都是在爸爸妈妈的陪同下成长的，爸爸妈妈还经常陪同月月一起玩玩具。有时候爸爸因为工作出差几天，妈妈和月月玩玩具的时候，月月还会左右张望，寻找爸爸的身影，找不着爸爸还会哭闹一会，然后又接着玩玩具了。

（1）结合案例，爸爸出差时月月的表现是怎样的？她的表现反映出婴幼儿记忆力发展的哪些特点？此阶段婴幼儿记忆力发展的特点还有哪些呢？（完成工作表单1）

（2）我们可以从哪些方面来促进婴幼儿记忆力的发展？如果你遇到类似的情况，会采取哪些方法来促进婴幼儿记忆力的发展？（完成工作表单2）

（3）记忆影响婴幼儿的知觉、想象、思维、言语及个性的形成，假如你是月月的家庭指导老师，应如何为月月设计科学合理的记忆力发展训练方案？（完成工作表单3）

2. 工作表单

工作表单1、2、3分别见表2-22、表2-23和表2-24。

表2-22

工作表单1	7～12个月婴幼儿记忆力发展的特点	姓名		学号	
		评分人		评分	
1. 结合案例，爸爸出差时月月的表现是怎样的？她的表现反映出婴幼儿记忆力发展的哪些特点？ 月月的表现是_____ 她的表现反映出7～12个月婴幼儿记忆力发展的特点是：_____					
2. 此阶段婴幼儿记忆力发展的特点还有哪些呢？ _____ _____					

婴幼儿身心发展与保育

表 2–23

工作表单 2	记忆力发展的训练	姓名		学号	
		评分人		评分	

1. 我们可以从哪些方面来促进婴幼儿记忆力的发展？

_____

_____

2. 如果你遇到类似的情况，你又会采取哪些方法来促进婴幼儿记忆力的发展？

_____

_____

表 2–24

工作表单 3	7～12 个月婴幼儿记忆力发展训练方案	姓名		学号	
		评分人		评分	

活动名称：看看是谁用的物品。

适宜年龄：7～12 个月。

活动目标：帮助宝宝调动自己的记忆储存，强化记忆能力。

活动准备：爸爸、妈妈、宝宝、奶奶、爷爷的图片，宝宝的鞋、图画书、眼镜、奶瓶、手表等日常生活中常见的物品。

活动过程：

（1）家长出示各种物品，让宝宝说出是什么。

（2）出示爸爸、妈妈、宝宝、奶奶、爷爷等图片，让宝宝说说这些物品是图片中谁用的。

（3）可以根据宝宝的实际情况增加活动难度。

（4）多准备一些宝宝日常生活中的物品，让宝宝把物品与使用者进行配对。

注意事项：在日常生活中，家长要有意识地给宝宝灌输一些生活常识，帮助宝宝记住、回忆一些事情，随时随地训练宝宝的记忆力。

请按照以上方法为 7～12 个月婴幼儿设计提高记忆力的训练方案。

_____

_____

模块二 7～12个月婴幼儿身心发展及保育　　53

3. 反思评价

（1）通过本任务的学习，你对婴幼儿记忆力的发展有了哪些新的认知呢？

（2）请你对本次任务进行评价，填写表 2-25。

表 2-25

评价内容	自　评
课堂活动参与度	☆ ☆ ☆ ☆ ☆
小组活动贡献度	☆ ☆ ☆ ☆ ☆
学习内容接受度	☆ ☆ ☆ ☆ ☆

4. 学习支持

（1）0～12 个月记忆力发展的特点。

婴幼儿出生后条件反射的出现便是记忆开始的标志，出生后两周的新生儿出现哺乳姿势的条件反射是最早的记忆。

2～3 个月，当婴幼儿注视的事物从视野中消失时，能用眼睛去寻找，这表明婴幼儿已经有了短时记忆。婴幼儿的短时记忆是随着月龄的增加而发展的。这一阶段也是长时记忆开始发生的阶段。

3～6 个月，婴幼儿的长时记忆有很大的发展。6 个月时，能够辨认自己的妈妈、平日里用的奶瓶等，能把熟悉的人和陌生人区别开来，表现出明显的怕生，这就是再认。

6～12个月，婴幼儿再现的潜伏期明显延长，对社会性刺激和社会性交往的记忆迅速发展，婴幼儿的认生现象越来越严重；婴幼儿开始出现大量模仿动作，模仿动作也包含着记忆，叫婴幼儿名字时有反应，表示他已经记住自己的名字。7个月以后，婴幼儿能寻找从视野中消失的物体，这说明婴幼儿已经能回忆。1岁左右，多数婴幼儿表现出对自己熟悉的位置的长时记忆。

（2）婴幼儿记忆力训练的方法。

方法一：利用生动具体的形象来帮助婴幼儿记忆。

在语言发生之前，婴幼儿只有形象记忆，那些直观、形象、有趣味的事物才能引起婴幼儿的兴趣，并且记住它们。所以，爸爸妈妈应该为婴幼儿提供一些色彩鲜艳、形象具体的事物，来吸引婴幼儿的注意力，从而很好地记住它们。

方法二：帮助婴幼儿理解，以便记得更久。

婴幼儿的理解能力较差，以机械记忆为主，记事物时只会死记硬背。所以，爸爸妈妈在给婴幼儿讲故事或者读儿歌时，要多讲解，帮助婴幼儿理解，让婴幼儿在理解的基础上更好地记忆。

方法三：教婴幼儿指认事物。

爸爸妈妈要经常带婴幼儿进行户外活动，这样可以让婴幼儿接触更多的事物，比如花草树木、小猫小狗等，然后利用婴幼儿记忆形象性和直观性的特点，反复对婴幼儿讲"这是树，这是小草"，过段时间后，就可以对其进行提问，"婴幼儿，告诉妈妈小草在哪里？"这样婴幼儿就会用眼睛去寻找，用手去指出。

方法四：多陪婴幼儿一起玩耍。

爸爸妈妈要有充足的时间陪婴幼儿说话、玩耍，这对促进婴幼儿记忆能力发展非常重要。婴幼儿在愉快的亲子交流中，既感受到了父爱、母爱，又能接收到丰富的语言符号，获得对事物的感知，提高其记忆力。

方法五：多和婴幼儿一起回忆。

由于婴幼儿是通过死记硬背的方式记忆事物的，所以，他们记得快，忘得也快，刚刚记住的事情一会儿就忘记了。所以，爸爸妈妈不妨多和婴幼儿一起谈论以前的事情，比如经常朗读以前学过的儿歌，朗读以前听过的故事，帮助婴幼儿回忆，从而让其记得更牢。

方法六：不可操之过急，要循序渐进。

婴幼儿的记忆要经过一个从简单到复杂、从少数到多数的过程，所以，爸爸妈妈对婴幼儿的记忆能力不能有太高的要求，要循序渐进。比如，婴幼儿看图片时，可以先让其记住一两个，待记熟之后，再教授他们更多的内容。

任务六　帮助静宝缓解不安情绪

1. 任务描述

静宝7个多月了，是一个特别可爱的女宝宝。由于工作的原因，爸爸只有在周末的时候才会回来，平时静宝都是跟妈妈在一起生活。每次爸爸回来想要跟静宝一起玩耍的时候，静宝一开始都会反抗，回避爸爸的热情拥抱，甚至哭闹，等到第二天才慢慢接受爸爸的陪伴。可是当爸爸跟女儿的情绪链接刚刚好转的时候，爸爸又要走了。

平时，妈妈发现静宝听到稍大的声音时身体就会猛然地抖一下，看到没有见过的小动物也会吓得大哭。这天楼下一家餐厅开业，放鞭炮的声音把静宝吓得大哭。妈妈觉得静宝可能太胆小了，想要有意识地培养她大胆一点。

（1）结合案例，请你分析静宝在情绪发展上有什么特点？我们可以从哪些方面培养婴幼儿的情绪发展？（完成工作表单1）

（2）如果你遇到类似的情况，会采取哪些方法缓解婴幼儿的情绪，培养婴幼儿良好的情绪？如果你是静宝，你希望爸爸妈妈如何更好地去安抚自己或者是更好地陪伴自己？为什么？（完成工作表单2）

（3）良好的情绪情感对婴幼儿的社会性发展起重要作用，假如你是静宝的家庭指导老师，应如何为静宝设计科学合理的情绪发展训练方案？（完成工作表单3）

2. 工作表单

工作表单1、2、3分别见表2-26、表2-27和表2-28。

表 2-26

工作表单 1	7～12个月婴幼儿情绪发展的特点与培养	姓名		学号	
		评分人		评分	

1. 分析案例中静宝在情绪发展上有什么特点？

7个月婴幼儿已经出现了＿＿＿＿＿＿＿＿的情绪了，外界声音突然变大、感觉自己的身体猛然下坠时或者看到了刺眼的光线，这些因素都会加剧婴幼儿不安情绪的产生。

2. 如何缓解婴幼儿的不安情绪？

_____

_____

_____

_____

表 2-27

工作表单 2	婴幼儿良好情绪的训练方法	姓名		学号	
		评分人		评分	

1. 培养婴幼儿良好情绪的训练方法：

_____

_____

_____

2. 如果你是静宝，你希望爸爸妈妈如何更好地去安抚自己或者是更好地陪伴自己？为什么？进行情景模拟并记录模拟感受。

_____

_____

_____

_____

表 2-28

工作表单 3	婴幼儿良好情绪的训练方案	姓名		学号	
		评分人		评分	

活动名称：两只老虎。

适宜年龄：8～12 个月。

活动目标：感受妈妈哼唱儿歌时所表达的情绪，并用愉悦的面部表情和肢体动作表达情绪共鸣。

活动准备：_____

游戏过程：

（1）妈妈播放轻音乐，哼唱《两只老虎》儿歌。

（2）当宝宝感兴趣表现出愉悦的情绪或肢体动作呼应时，妈妈随机与宝宝进行游戏互动。

（3）妈妈轻轻握住宝宝的小手，一边唱歌一边做出相应的动作。

（4）当妈妈唱到"没有眼睛，没有尾巴"等歌词时，可以用手遮住宝宝的眼睛"老虎的眼睛没有啦"，拍拍宝宝的小屁股"老虎的尾巴不见了"。

良好的情绪情感对于婴幼儿之后的社会性发展起着重要作用，请你写出上述活动准备并根据相关方法，为婴幼儿设计一个训练方案以培养其良好情绪。

3. 反思评价

（1）当你感到不开心、恐惧的时候，你是怎么缓解自己的情绪的？请将你的做法和老师、同学们一起分享。

_____

_____

_____

（2）请你对本次任务进行评价，填写表 2-29。

表 2-29

评价内容	自　评
课堂活动参与度	☆ ☆ ☆ ☆ ☆
小组活动贡献度	☆ ☆ ☆ ☆ ☆
学习内容接受度	☆ ☆ ☆ ☆ ☆

4. 学习支持

1）婴幼儿情绪的发展

婴幼儿情绪的发展见表 2-30。

表 2-30

时间	情绪	情绪类别	影响因素
出生	满足、厌恶、痛苦、好奇	基本	可以由生理控制
2～7个月	愤怒、恐惧、快乐、悲伤、惊讶	基本	所有健康婴幼儿都在大致相同的时间段出现这类情绪，在所有文化背景下的解释也是相似的
1～2岁	尴尬、嫉妒、内疚、骄傲、害羞	复杂、自我意识、自我评价	需要自我的感知和认知能力来评判自己的行为是否违背了标准或规则

2）婴幼儿基本情绪的发展

（1）快乐。

快乐表现为微笑和大笑。笑是婴幼儿的第一个社会性行为，是对他人的积极回应。婴幼儿的微笑发展经历以下 3 个阶段。

0～5 周（自发微笑）：用嘴作怪相，与中枢神经系统活动不稳定有关，是自发的反射性的微笑。抚摸面颊或腹部等能引起婴幼儿早期的这种微笑。

3～4 周起（无选择的社会性微笑）：人的声音、面孔等外部性刺激容易引起婴幼儿的微笑；3 个月婴幼儿微笑的次数开始增加，此时对陌生人与熟人的微笑没有多大区别，只是对母亲或照料者表现出更多的微笑。

5～6 个月起（有选择的社会性微笑）：增强了婴幼儿与照料者之间的依恋关系，婴幼儿对熟悉的人会无拘束地微笑，对陌生人则带有一种警惕的注意。

（2）焦虑。

焦虑是一种预料到威胁性刺激又无能为力去应对的痛苦反应，是处于失助状态下不能采取有效行为去应对时产生的情绪。

婴幼儿在 6 ~ 7 个月后就开始害怕陌生人，当其与妈妈或主要养护者分开时，还会表现出明显的不高兴，这种反应就是婴幼儿的分离焦虑。

分离焦虑一般出现在 6 ~ 8 个月（此时，婴幼儿正形成最初的社会性依恋），在 14 ~ 18 个月时达到顶峰，在整个婴幼儿期和学前期，其强度逐渐减弱。

陌生人焦虑：随着依恋关系的建立和形成，婴幼儿开始出现了对陌生人警惕和戒备反应，惧怕生人，这又叫作陌生人焦虑，对陌生人警惕反应往往也夹杂着好奇，在 8 ~ 10 个月时达到顶峰，2 岁时开始逐渐下降。

（3）恐惧。

恐惧是人类与生俱来的一种正常的情绪表达，它来源于对陌生事物的一种本能的自卫，有助于躲避危险。

婴幼儿恐惧情绪的发展跟认知、记忆能力的发展是分不开的。

恐惧发展经历的阶段如下。

①本能的恐惧：出生就有的、本能的、反射性的反应。

②与知觉和经验相联系的恐惧：约从 4 个月开始。

③怕生：6 ~ 8 个月起。

④预测性恐惧：1.5 ~ 2 岁起。

当婴幼儿表现出害怕时，家长或照护者不可讥笑或吓唬，而应该亲近或安慰。家长或照护者可以预先告诉婴幼儿可能出现的变化，让其对可能性的危害性刺激有相应的准备，并有做出相应选择的机会。

（4）哭泣。

哭在生理上代表饥饿、病痛、欲求不满、身体不舒服等，在心理上代表委屈、挫折、害怕、悲伤、不满、后悔、发泄、要求、需要关心及注意等。

哭发展的 3 个阶段如下。

出生至 1 个月：生理和心理激活（由身体不适导致哭泣，主要引起被照料与关注）。

1个月起：心理激活（一种低频、无节奏的假哭，其目的是唤起注意和被照料）。

2～22个月：有区别的哭泣（一种反映婴幼儿某种需要的社会行为，表明婴幼儿依恋某个特定的人，依恋对象不在身边就会哭泣）。

（5）兴趣。

兴趣是一种先天性情绪，是婴幼儿好奇心、求知欲的内在来源，在其认知和智力发展中有很重要的作用。

婴幼儿兴趣的主要表现：扬起额眉，睁大或眯起双眼，常常嘴巴张开，注意力高度集中地观看或倾听。

婴幼儿兴趣的早期发展阶段如下。

先天反射性反应阶段（1～3个月）：由视觉、听觉和运动刺激所吸引持续维持着反应性。

相似性再认知觉阶段（4～9个月）：适宜的声光刺激重复出现或婴幼儿有意做出活动使有趣的情境得以保持并伴有快乐感。

新异性探索阶段（9个月以后）：开始对新异事物感兴趣。

3）缓解婴幼儿不安情绪的措施和培养婴幼儿良好情绪的途径

（1）缓解婴幼儿不安情绪的措施。

①丰富婴幼儿的各种生活体验，以便有效地刺激其大脑发育。在改变环境因素之前，尽可能有一个过渡。比如，增加新照料者在婴幼儿面前出现的频率，或让原照料者再跟随一段时间。

②避免或减少周围环境的不良刺激。如，尽量保持居室的安静，拍照时不用闪光灯。

③适应身体下坠。家长可以在宝宝七八个月大的时候跟他玩一些相关的运动游戏，如在宝宝精神状态较好的情况下，伴着柔和的音乐，妈妈手撑在他的腋下，慢慢地将他举过头顶，接着快速下降到妈妈的胸前。开始时幅度不宜太大，慢慢地可以适当加大幅度。这个游戏不仅可以缓解婴幼儿内心的恐惧，还可以促进其感知能力的协调

发展。

（2）培养婴幼儿良好情绪的途径。

方法一：增加爱抚和情感交流的机会。要通过多搂抱、多抚摸、多对视、多说话、多逗笑、多游戏的方式，让婴幼儿充分感受到爱意。与婴幼儿建立牢固的依恋关系之后，成人就需要"藏起一半的爱"。

方法二：为婴幼儿设计一个丰富而适宜的智力游戏。通过向婴幼儿提供实物、色彩、图案、符号，听音乐、念儿歌、讲故事和动手操作的机会，满足婴幼儿日益增长的好奇心和求知欲。

方法三：不要限制婴幼儿的环境探索活动。在婴幼儿学会爬行和直立行走之后，最好能开辟一个安全而富有探索性的"运动场"，任他"摸爬滚打"。

方法四：满足婴幼儿的合理要求。当婴幼儿提出某种要求时，只要有可能，就要立刻停下手中的事情，去关注婴幼儿的行为，为婴幼儿提供适当的帮助，让其感受到他人的尊重，从而学会尊重他人。

方法五：对婴幼儿的行为进行评价。当婴幼儿能听懂语言后，要及时对他的言行加以肯定和赞善，让婴幼儿在爱抚和赞赏气氛中体验成功的欢乐，经受"挫折"的考验。

方法六：不要用恐怖的表情和言语吓唬婴幼儿。不要把成人的不满情绪发泄在婴幼儿身上，更不能冷落、打骂婴幼儿。

方法七：扩大婴幼儿的接触面。让婴幼儿在陌生的环境中经受"锻炼"和"考验"。用成人对待客人的热情态度和友好氛围去感染婴幼儿，帮助他克服怯生情绪，学会逐渐适应陌生人和熟悉环境。

模块二 7～12个月婴幼儿身心发展及保育

任务七　帮助朵朵克服害怕认生

1. 任务描述

朵朵已经6个多月了，开始出现了认生的现象。朵朵4个月的时候，别人抱她时她不哭不闹，特别安静，但是现在如果有陌生的阿姨想要抱她，她就会盯着对方看，小嘴扁着随时准备哭，不超过1分钟就开始哭闹着找妈妈。

朵朵这个时候能清楚地把妈妈和其他人区分开来，看到妈妈会笑得很开心，张开双手要抱抱；当她在妈妈怀抱里的时候，如果别人要把她抱走，她就转过身去，表示抗议。即使朵朵在自己玩耍的时候，也要看到妈妈在视野范围内，如果妈妈离开她的视线范围她就开始哭闹。

妈妈觉得这可能是因为自己一个人带宝宝的原因，她有意识地带朵朵经常到小区里玩耍，让朵朵多接触外面的人和事物。

（1）结合案例，请你分析朵朵产生这种现象的原因。什么是亲子依恋？亲子依恋的类型有哪些？（完成工作表单1）

（2）案例中妈妈觉得是自己一个人带宝宝的原因，你觉得妈妈的想法和做法对吗？如果你是朵朵的家庭指导老师，你会采取哪些方法训练朵朵建立良好的亲子依恋关系？（完成工作表单2）

（3）依恋性行为是婴幼儿与照护者之间一种积极的感情连接，对婴幼儿早期的信赖与不信赖的个性特点形成有重要的作用。作为家庭指导老师，你应如何为朵朵设计科学合理的训练方案？（完成工作表单3）

2. 工作表单

工作表单 1、2、3 分别见表 2-31、表 2-32 和表 2-33。

表 2-31

工作表单 1	7～12 个月依恋性行为发展的特点	姓名		学号	
		评分人		评分	

1. 结合案例，请你分析朵朵处于亲子依恋的哪一个阶段？亲子依恋有哪些阶段？

朵朵亲子依恋的发展阶段：＿＿＿＿＿＿＿＿＿＿＿＿＿＿＿＿＿＿＿＿＿＿＿＿＿＿＿

亲子依恋的阶段如下。

第一阶段：＿＿＿＿＿＿＿＿＿＿＿＿＿＿＿＿＿＿＿＿＿＿＿＿＿＿＿＿＿＿＿＿＿＿

第二阶段：＿＿＿＿＿＿＿＿＿＿＿＿＿＿＿＿＿＿＿＿＿＿＿＿＿＿＿＿＿＿＿＿＿＿

第三阶段：＿＿＿＿＿＿＿＿＿＿＿＿＿＿＿＿＿＿＿＿＿＿＿＿＿＿＿＿＿＿＿＿＿＿

第四阶段：＿＿＿＿＿＿＿＿＿＿＿＿＿＿＿＿＿＿＿＿＿＿＿＿＿＿＿＿＿＿＿＿＿＿

2. 什么是亲子依恋？亲子依恋的类型有哪些？

亲子依恋：＿＿＿＿＿＿＿＿＿＿＿＿＿＿＿＿＿＿＿＿＿＿＿＿＿＿＿＿＿＿＿＿＿＿

＿＿＿＿＿＿＿＿＿＿＿＿＿＿＿＿＿＿＿＿＿＿＿＿＿＿＿＿＿＿＿＿＿＿＿＿＿＿＿

亲子依恋的类型：＿＿＿＿＿＿＿＿＿＿＿＿＿＿＿＿＿＿＿＿＿＿＿＿＿＿＿＿＿＿＿

＿＿＿＿＿＿＿＿＿＿＿＿＿＿＿＿＿＿＿＿＿＿＿＿＿＿＿＿＿＿＿＿＿＿＿＿＿＿＿

表 2-32

工作表单 2	良好亲子依恋关系的建立	姓名		学号	
		评分人		评分	

1. 案例中妈妈觉得是自己一个人带宝宝的原因，你觉得妈妈的想法和做法对吗？

妈妈的想法和做法对吗？＿＿＿＿＿＿＿＿＿＿＿＿＿＿＿＿＿＿＿＿＿＿＿＿＿＿＿

妈妈的做法是＿＿＿＿＿＿＿＿＿＿＿＿＿＿＿＿＿＿＿＿＿＿＿＿＿＿＿＿＿＿＿＿＿

如果你是朵朵的妈妈，你又会如何做？＿＿＿＿＿＿＿＿＿＿＿＿＿＿＿＿＿＿＿＿＿

＿＿＿＿＿＿＿＿＿＿＿＿＿＿＿＿＿＿＿＿＿＿＿＿＿＿＿＿＿＿＿＿＿＿＿＿＿＿＿

2. 如果你是朵朵的家庭指导老师，你会采取哪些方法帮助朵朵建立良好的亲子依恋关系？

＿＿＿＿＿＿＿＿＿＿＿＿＿＿＿＿＿＿＿＿＿＿＿＿＿＿＿＿＿＿＿＿＿＿＿＿＿＿＿

＿＿＿＿＿＿＿＿＿＿＿＿＿＿＿＿＿＿＿＿＿＿＿＿＿＿＿＿＿＿＿＿＿＿＿＿＿＿＿

＿＿＿＿＿＿＿＿＿＿＿＿＿＿＿＿＿＿＿＿＿＿＿＿＿＿＿＿＿＿＿＿＿＿＿＿＿＿＿

模块二　7～12个月婴幼儿身心发展及保育　　65

表 2-33

工作表单 3	良好依恋关系的训练方案	姓名		学号	
		评分人		评分	

游戏名称：皮球推推推。

游戏准备：皮球若干个。

玩法：

（1）此游戏需要 2 个成人，老师和妈妈抱着宝宝面对面坐在地上，相距 1 米左右距离。

（2）老师用力将皮球推动到宝宝和妈妈的面前时，妈妈立即拉起宝宝的小手去推动皮球，用力将皮球推到对面的老师面前，如此反复游戏，让宝宝在皮球滚动中体会等待、亲子合作的乐趣等。

请按照以上方法为这个阶段的婴幼儿设计加强亲子依恋关系的训练方案。

_____

_____

3. 反思评价

（1）分析自我安全感的建立受到哪些因素影响，总结出来并与老师和同学们一起分享。

_____

_____

_____

（2）请你对本次任务进行评价，填写表 2-34。

表 2-34

评价内容	自　评
课堂活动参与度	☆ ☆ ☆ ☆ ☆
小组活动贡献度	☆ ☆ ☆ ☆ ☆
学习内容接受度	☆ ☆ ☆ ☆ ☆

4. 学习支持

1）婴幼儿依恋性行为的发展阶段

婴幼儿自出生那天起，就开始与父母交往。最初主要是父母对婴幼儿的各种本能反射做出应答性反应，随着婴幼儿认知能力的发展，与父母交往活动的增加，社会性相互作用开始产生，大约在 6 个月以后，婴幼儿与父母建立了一种稳定的亲子关系，婴幼儿形成了依恋性行为。根据心理学家鲍尔比和安斯沃斯的研究，儿童依恋性行为的发展大致可划分为以下四个阶段。

第一阶段：无差别的社会反应阶段（出生至 3 个月）。这期间婴幼儿对人的反应是无差别的，对所有人的反应几乎都是一样的。

第二阶段：有差别的社会反应阶段（3 ～ 6 个月）。这期间婴幼儿对他人的反应有所选择，对母亲和照料者更加偏爱，对陌生人的积极反应减少。

第三阶段：特殊的情感连接阶段（6 个月至 2 岁）。这个时期婴幼儿出现了明显地对母亲的依恋，形成了专门地对母亲的情感连接，特别愿意与母亲在一起，开始主动追随依恋对象，对陌生人表现紧张、恐惧。

第四阶段：目标调整的伙伴关系阶段（2 岁以后）。从这时起婴幼儿开始能认识、理解母亲的情感、需要和愿望，把母亲作为一个交往伙伴，知道交往时应考虑她的寻求和愿望，调整自己的目标，如母亲需要干别的事情，要离开一段距离，婴幼儿表现出能理解而不会大声哭闹。

2）婴幼儿四种类型的依恋关系

婴幼儿四种类型的依恋关系见表 2-35。

表 2-35

类型	母亲在时	母亲离开	母亲返回
安全型依恋	独自探索，对陌生人随和大方	引起明显的不安	有温暖的回应，如果感觉压抑，常常会寻求身体接触来缓解压力

（续表）

类型	母亲在时	母亲离开	母亲返回
抗拒型依恋	很少有探索行为，对陌生人保持相当的戒备	相当压抑，靠紧母亲不愿其离开	矛盾：会接近母亲，但看上去对母亲的离去还在生气；母亲主动的身体接触往往会遭到拒绝，甚至揿打母亲、哭闹、难安抚
回避型依恋	对陌生人相当友善，但有时候也回避和忽略这些陌生人	很少表现出抑郁、苦恼	母亲想主动引起婴幼儿注意时，他仍然表现出很冷漠，会回避母亲很久才跟她打招呼
组织混乱/方向型依恋	在陌生情境中表现出极度的压抑	混合抗拒型与回避型模式	不知所措，各种混乱的矛盾行为：母亲抱起婴幼儿时，他的眼光看别处或用茫然抑郁的眼神接近母亲；母亲安慰他时，他表现冰冷或出乎意料地哭起来

3）良好亲子依恋关系的建立

亲子依恋关系的建立是婴幼儿人际关系的第一步。

（1）指导母亲在喂奶时与婴幼儿进行交流。在喂奶时可以一边喂，一边抚摸，也可以将婴幼儿的手放在母亲的乳房或脸上，同时用亲切的语言与其交流，或者哼唱好听的歌曲，让婴幼儿感受到关爱。

（2）用眼睛互相注视进行交流。经常和婴幼儿进行眼对眼的接触，最佳距离为20cm。一边说话，一边慢慢移动面部，让婴幼儿的头和眼睛随着转动。经常对婴幼儿进行语言刺激，可以促进婴幼儿的大脑发育。

（3）经常给予婴幼儿更多的爱抚、亲吻和拥抱。经常和婴幼儿嬉戏玩耍，共同做拍手游戏，如唱"你拍一，我拍一"等儿歌，并做出各种动作让婴幼儿模仿，多给婴幼儿提供学习的机会。注意观察婴幼儿的各种表情和动作，对婴幼儿的要求做出积极的回应，使之得到最大的满足。

（4）训练婴幼儿与成人合作玩游戏。比如让婴幼儿骑在家长的肩膀上，家长抓住婴幼儿的双手说："请客人坐好，飞机马上就要起飞了"，然后原地转几圈说："北京到了，请客人下飞机"。

模块三　13～18个月婴幼儿身心发展和保育

一、模块概述

13～18个月婴幼儿在身心各方面都有了一定发展，但他们在这一年龄段的身心发展仍有别于其他阶段。本模块主要涉及婴幼儿粗大动作、婴幼儿精细动作、婴幼儿语言、婴幼儿注意力、婴幼儿记忆力、婴幼儿情绪情感及婴幼儿社会性行为七大内容，从不同维度引导同学们对13～18个月婴幼儿身心发展的特点及保育要点进行思考和学习。

在粗大动作发展方面：13～18个月婴幼儿可以独立行走，喜欢边走路边推、拉，能够自行蹲，不扶物就能复位，扶物一手能上下楼梯2～3级，会跑，但不稳；会滚球、扔球，但无目标方向；会用2～3块积木垒高，能抓住一只蜡笔，能够涂画；会用水杯喝水；会模仿母亲（主要教养者）做家务，如扫地。

在精细动作发展方面：13～18个月婴幼儿精细动作的发展主要体现在手和手指运动及手眼协调操作物体的能力。俗语说，心灵才能手巧，手不仅是动作器官，更是智慧来源。婴幼儿只有多动手，大脑才能快速发育。在精细动作中，眼部肌肉发展有助于婴幼儿将眼神集中到一行字符线上，面部肌肉发展有助于婴幼儿面部表情丰富，手部肌肉发展有助于婴幼儿灵活用手进行各种活动，如串珠子、拼图、擦鼻涕等。

在语言发展方面：13～18个月婴幼儿能听懂教养者发出的简单指令，开始说出自己的名字、熟悉的人名和物品的名字，会使用日常生活中常见的动词，会模仿常见动物的叫声，有时能用表情、手势代替语言进行交流，对语言的理解能力超过语言表达能力，开始知道书的概念，喜欢模仿翻书。

模块三　13～18个月婴幼儿身心发展和保育　　69

在注意力发展方面：受到大脑发育水平的局限，13～18个月婴幼儿的注意范围非常小，稳定性较差，很容易受到周围环境影响，需要成人帮助和支持。不同气质类型和个性，都会对婴幼儿注意力发展产生一定影响。要尊重婴幼儿的年龄特点和学习方式，不要对婴幼儿提出过高要求，同时也不能随便给婴幼儿贴上注意力不集中的标签。婴幼儿注意力发展不稳定，具有很强的可塑性；同时也很容易受到各种环境因素的影响，所以婴幼儿阶段是注意力发展的关键时期。开展注意力活动就是从婴幼儿的特点出发，帮助婴幼儿克服各种干扰，充分利用婴幼儿无意注意的优势，逐步发展有意注意的能力。

在记忆力发展方面：随着13～18个月婴幼儿身心的进一步发展，其记忆力也在逐渐提升。这个月龄的婴幼儿的记忆力以无意识记忆力为主，他们的回忆还是依靠无意识保存下来的，对形象具体、色彩鲜明、有兴趣的事物容易记住，但记忆还很不准确；记忆以机械记忆为主，所以对事物的理解能力较差，容易记得快、忘得快。

在情绪情感发展方面：随着月龄不断增加，婴幼儿的情绪情感也越来越丰富，13～18个月婴幼儿情绪表现具有易冲动性、外露性和不稳定性。婴幼儿情绪反应快，常常来势强烈，不加掩饰，不受控制；随着婴幼儿自我意识和认知能力的发展，婴幼儿的情绪也开始从基本情绪逐渐分化。随着婴幼儿社会交往需求增多，复杂的社会化情绪也随之得到发展。

在社会性行为发展方面：随着13～18个月婴幼儿身心进一步发展，其社会性行为的发展水平也不断提升，白天知道小便，吃完东西后会拖出空盘，会用勺子吃东西，开始表示个人需要，对成人演示"再见"等手势。

二、知识要求与技能要求

本模块的知识要求与技能要求见表 3-1。

表 3-1

工作任务	要求	工作内容
帮助通通练习行走	知识要求	1. 熟悉 13 ～ 18 个月婴幼儿粗大动作发展的特点 2. 知道 13 ～ 18 个月婴幼儿进行粗大动作的训练方法
	技能要求	能有针对性地对 13 ～ 18 个月婴幼儿进行粗大动作训练并给予正确的教育建议
促进亮亮抓握能力发展	知识要求	1. 熟悉 13 ～ 18 个月婴幼儿精细动作发展的特点 2. 知道 13 ～ 18 个月婴幼儿进行精细动作的训练方法
	技能要求	能有针对性地对 13 ～ 18 个月婴幼儿进行精细动作训练并给予正确的教育建议
促进兰兰语言发展	知识要求	1. 熟悉 13 ～ 18 个月婴幼儿语言发展的特点 2. 知道 13 ～ 18 个月婴幼儿进行语言教育的原则及正确方法
	技能要求	能有针对性地对 13 ～ 18 个月婴幼儿进行语言发展训练并给予正确的教育建议
帮助琪琪集中注意力	知识要求	1. 熟悉 13 ～ 18 个月婴幼儿注意力发展的特点 2. 知道 13 ～ 18 个月婴幼儿进行注意力训练的正确方法
	技能要求	能有针对性地对 13 ～ 18 个月婴幼儿进行注意力发展训练并给予正确的教育建议
提高涂涂记忆准确性	知识要求	1. 熟悉 13 ～ 18 个月婴幼儿记忆力发展的特点 2. 知道 13 ～ 18 个月婴幼儿记忆力训练的正确方法 3. 通过查阅资料了解训练 13 ～ 18 个月婴幼儿记忆力的游戏
	技能要求	能有针对性地对 13 ～ 18 个月婴幼儿进行记忆力训练并给予正确的教育建议

（续表）

工作任务	要求	工作内容
帮助浩浩稳定情绪	知识要求	1. 熟悉 13 ~ 18 个月婴幼儿情绪情感发展的特点 2. 知道培养 13 ~ 18 个月婴幼儿良好情绪情感的方法
	技能要求	能有针对性地对 13 ~ 18 个月婴幼儿进行情绪情感发展训练并给予正确的教育建议
促进天天自我意识发展	知识要求	1. 熟悉 13 ~ 18 个月婴幼儿社会性行为发展的特点 2. 知道培养 13 ~ 18 个月婴幼儿社会性行为发展的方法
	技能要求	通过案例分析，学会从婴幼儿社会性行为发展特点的角度判断家长在教育婴幼儿过程中的行为，并给予正确的教育建议

三、工作任务

任务一　帮助通通练习行走

1. 任务描述

通通是 1 岁 3 个月的宝宝，妈妈每天都特别小心地照护他，从来不让他在地板上爬。每一次通通想要爬行的时候，妈妈就把他从地板上抱起来，通通没有学会爬行就直接学会站立，然后慢慢学会走路了。后来妈妈发现通通在肢体发育方面显得有些不协调，平衡能力也弱一些，走路时容易摔倒。妈妈咨询了一位当医生的朋友，得知孩子没有经过爬行阶段，可能会导致其前庭觉发育迟缓，平衡能力也比较差。妈妈有些后悔没让孩子练习爬行。

（1）结合案例，通通粗大动作发展到了什么水平？ 13 ~ 18 个月婴幼儿粗大动作发展一般水平是什么？结合之前所学知识，说一说婴幼儿粗大动作发展的规律。（完成工作表单 1）

（2）在成长过程中，通通遇到什么困难？原因是什么？你觉得妈妈的做法是否正

确？作为一名托幼机构教师，你打算从哪些方面帮助家长和孩子呢？（完成工作表单2）

（3）平衡能力发展对婴幼儿粗大动作发展起着至关重要的作用。我们在设计科学合理的训练方案时要注意哪些？（完成工作表单3）

2. 工作表单

工作表单1见表3-2。

表3-2

工作表单1	13～18个月婴幼儿粗大动作发展的特点	姓名		学号	
		评分人		评分	
1.结合案例，通通粗大动作发展到了什么水平？13～18个月婴幼儿粗大动作发展一般水平是什么？ 通通粗大动作发展的水平是＿＿＿＿＿＿＿＿＿＿＿＿＿＿＿＿＿＿＿＿＿＿＿＿＿＿＿					
13～18个月婴幼儿粗大动作发展一般水平是： ＿＿＿ ＿＿＿					
2.结合之前所学知识，说一说婴幼儿粗大动作发展的规律。 ＿＿＿ ＿＿＿					

工作表单2见表3-3。

表3-3

工作表单2	解决平衡和控制能力问题	姓名		学号	
		评分人		评分	
1. 在成长过程中，通通遇到什么困难？原因是什么？你觉得妈妈的做法是否正确？ ＿＿＿ ＿＿＿					
2. 作为一名托幼机构教师，你打算从哪些方面帮助家长和孩子呢？ ＿＿＿ ＿＿＿					

模块三 13 ～ 18 个月婴幼儿身心发展和保育 73

工作表单 3 见表 3-4。

表 3-4

工作表单 3	13 ～ 18 个月婴幼儿平衡能力发展训练	姓名		学号	
		评分人		评分	

平衡能力发展对婴幼儿粗大动作发展起着至关重要的作用。我们在设计科学合理的训练方案时要注意哪些?

游戏名称:翻山越岭。

游戏目标:宝宝能爬过障碍运送海洋球,练习自由行走,发展宝宝平衡和身体控制能力。

游戏准备:家中桌、椅等组合的运动线路,海洋球若干,盆子一个。

游戏玩法:

(1)家长利用家中的桌椅等设置游戏情景。

(2)请宝宝观察爸爸或妈妈翻过"高山",钻过"隧道",运送海洋球。

(3)请宝宝尝试玩游戏,并引导宝宝:"宝宝爬过高山,转身下山""宝宝钻过隧道,送海洋球咯"。

(4)家长可以在放海洋球处等待宝宝,当宝宝放入海洋球时,与宝宝双手击掌,说"耶,宝宝运送成功啦"。

(5)宝宝喜欢,可以反复游戏。家长可共同参与,提高宝宝的游戏兴趣。

注意事项:

_____

_____

_____

3. 反思评价

(1)学习本课知识后,你掌握了哪些关于 13 ～ 18 个月婴幼儿粗大动作发展的相关知识?

_____

_____

_____

（2）请你对本次任务进行评价，填写表3-5。

表3-5

评价内容	自　　评
课堂活动参与度	☆ ☆ ☆ ☆ ☆
小组活动贡献度	☆ ☆ ☆ ☆ ☆
学习内容接受度	☆ ☆ ☆ ☆ ☆

4. 学习支持

13～18个月婴幼儿粗大动作发展的特点见表3-6。

表3-6

月龄	特点
13个月	能独走，但两下肢分开，基底很宽，每步的距离、大小、方向也不一致，肩部外展，肘关节弯曲
15个月	可自己站立，并站得很稳，能捡起地上的物品而自己不跌倒。但携带物品转弯时还不灵活，行走时不能突然止步
18个月	18个月刚开始，在家长帮助下能上、下楼梯；接着，很快就可以不用家长帮助，两步一个台阶地上楼梯

13～18个月婴幼儿粗大动作发展训练见表3-7。

表3-7

项目	训练指导
独立行走训练	开始时蹒跚行走，但非常喜欢走。保教人员要多给机会，并逐渐拉长距离进行练习。可与婴幼儿一起玩扔球、捡球、找东西的游戏，训练婴幼儿独自玩耍、独自蹲下、独自站立，并稳定向前走
牵手上、下楼梯训练	牵手练习，让婴幼儿体会上、下的感觉，并注意保持平衡
扶栏上、下楼梯训练	先上2～3级台阶，熟练后再增加级数。下台阶比较困难，保教人员要慎重，以免出现意外
球类训练	可与婴幼儿相互扔球、接球、滚球、踢球等，这样婴幼儿可以学会各式各样的动作
牵手跑训练	保教人员和婴幼儿面对面牵着手，保教人员向后退，婴幼儿向前进
放手跑训练	保教人员退着跑，婴幼儿向前跑
自动停稳跑训练	婴幼儿跑时能自动放慢脚步并平稳地停下来

模块三 13～18个月婴幼儿身心发展和保育 75

任务二 促进亮亮抓握能力发展

1. 任务描述

亮亮 17 个月大，行走已经很稳了。亮亮喜欢到处走，把橱柜上的物品都放在手里摇一摇、晃一晃，如果是瓶子就拧开盖子，看一看里面是什么。有一次他把妈妈的药瓶拧开了，里面的药全撒了出来。妈妈看到后赶紧把药瓶全都收起来。妈妈担心亮亮会把拿到的物品吃到肚子里，所以很少让亮亮抓握细小的东西。亮亮喜欢把积木摞起来，爸爸就给亮亮买了一盒乐高积木。妈妈认为乐高积木对于亮亮来说太难了，就给亮亮买了套娃娃玩具来发展他的手部动作，亮亮很喜欢这套玩具。

（1）结合案例，亮亮的精细动作发展到了什么水平？ 13～18 个月婴幼儿精细动作发展一般水平是什么？结合之前所学知识，说一说婴幼儿精细动作发展的规律。（完成工作表单 1）

（2）亮亮的精细动作是否符合年龄阶段水平？妈妈的哪些做法是正确的？哪些做法是不科学的？婴幼儿精细动作训练过程的注意事项有哪些？（完成工作表单 2）

（3）请你根据亮亮的年龄特点，针对具体活动写出游戏准备及注意事项。（完成工作表单 3）

2. 工作表单

工作表单 1 见表 3-8。

表 3-8

工作表单 1	13～18 个月婴幼儿精细动作发展的水平和规律	姓名		学号	
		评分人		评分	
1. 结合案例，亮亮的精细动作发展到了什么水平？ 13～18 个月婴幼儿精细动作发展一般水平是什么？					

（续表）

工作表单 1	13 ～ 18 个月婴幼儿精细动作发展的水平和规律	姓名		学号	
		评分人		评分	

2. 结合之前所学知识，说一说婴幼儿精细动作发展的规律。

从（　　　）指——（　　　）指——（　　　）指。

从抓握——（　　　　　　　）。

从简单——（　　　　　　　）。

从单手抓握——（　　　　　　　）协调灵活。

工作表单 2 见表 3-9。

表 3-9

工作表单 2	促进亮亮手部精细动作发展	姓名		学号	
		评分人		评分	

1. 亮亮的精细动作是否符合年龄阶段水平？妈妈的哪些做法是科学的？哪些做法是不科学的？

_____

_____

_____

_____

_____

_____

2. 婴幼儿精细动作训练过程的注意事项有哪些？

_____

_____

_____

_____

_____

_____

模块三　13～18个月婴幼儿身心发展和保育　77

工作表单 3 见表 3-10。

表 3-10

工作表单 3	亮亮精细动作发展训练方法	姓名		学号	
		评分人		评分	

请你根据亮亮的年龄特点，针对以下活动写出游戏准备及注意事项。

游戏名称：塞豆子。

游戏目标：发展宝宝手眼协调能力，能二指捏住豆子并准确地塞入瓶中。

游戏准备：＿＿＿＿＿＿＿、＿＿＿＿＿＿＿。

游戏过程：

（1）妈妈向宝宝介绍瓶子和黄豆，并说"宝宝，我们来玩塞豆子的游戏"。

（2）妈妈用食指、拇指夸张地展示给宝宝看，将豆子拿起塞进瓶口并说："捏、塞"，邀请宝宝也来试一试。

（3）根据宝宝的动作情况，妈妈引导宝宝把黄豆对准瓶口塞入，并及时肯定和鼓励宝宝的完成情况。

（4）豆子塞完后，请宝宝拿着瓶子摇一摇，听听豆子发出的清脆声音。

（5）如宝宝还有兴趣，可以将豆子倒出来，重复游戏，练习塞的动作。

注意事项：

（1）当宝宝将豆子塞进瓶子，大人要及时夸赞"你真棒"来鼓励宝宝，并看好宝宝，不要让他把豆子放入＿＿＿＿＿＿＿引起危险。

（2）使用的豆子是新鲜的，瓶子应清洗干净。

3. 反思评价

（1）假如现实中你就是亮亮的老师，你打算如何促进他的精细动作发展？

（2）请你对本次任务进行评价，填写表 3-11。

婴幼儿身心发展与保育

表 3-11

评价内容	自　评
课堂活动参与度	☆ ☆ ☆ ☆ ☆
小组活动贡献度	☆ ☆ ☆ ☆ ☆
学习内容接受度	☆ ☆ ☆ ☆ ☆

4. 学习支持

大多数 13～18 个月婴幼儿能走得很稳，还能倒退着走路，可以向前踢球，能毫无困难地摞 3～4 块积木或扔掷积木，会自行上楼梯。婴幼儿能握住笔画横线，但其动作不能像成年人那么顺畅和自如，可以用吸管喝水，并以自己的方式使用餐具，能够转动门把手和自行脱鞋袜。

13～18 个月婴幼儿精细动作发展的特点如表 3-12 所示。

表 3-12

月龄	精细动作发展的特点
13 个月	可以用杯子喝水；少数婴幼儿能试着举起重物，把球来回滚着玩
14 个月	能用手抓食物吃，倒空容器里的物品；少数婴幼儿会使用勺子、叉子等餐具，甚至能将盖子盖在对应的容器上
15 个月	一部分婴幼儿可以画线；少数婴幼儿还会把手指放嘴唇上发"嘘"声
16 个月	近半数婴幼儿能摞起 2～3 块积木；少数婴幼儿能尝试自己脱衣服甚至成功脱下一件衣服
17 个月	部分婴幼儿能给玩具娃娃喂饭；少数婴幼儿可以向前踢球或者跟着音乐跳舞，还能按颜色、形状或大小等标准对玩具进行分类
18 个月	多数婴幼儿能涂鸦；近半数婴幼儿能摞起 3～4 块积木，还能在大人帮助下刷牙；少数婴幼儿甚至会把玩具拆开再装上，或将手举过肩投掷球

精细动作发展训练过程的注意事项如下。

（1）婴幼儿精细动作训练时要注重训练的过程，注重训练对大脑发育的作用，不要过分追求技能的结果。

（2）婴幼儿精细动作训练时要结合日常生活进行，做到生活化、具体化、游戏化。

（3）婴幼儿精细动作训练时要注重手部卫生，结束时要及时洗手，预防铅中毒。

（4）婴幼儿精细动作训练时建议让婴幼儿站在小桌旁或坐在小椅子上进行，给予一些质地较硬的物体，以及利用生活中各种进行抓握及手指活动的机会。

（5）婴幼儿精细动作训练时有一点非常重要，不管婴幼儿使用左手还是用右手，家长千万不要去干预，更没有必要迫使孩子纠正，因为两个手同时使用，更有助于开发左右大脑。

80　婴幼儿身心发展与保育

任务三　促进兰兰语言发展

1. 任务描述

兰兰1岁4个月了，妈妈给她买了很多认知绘本，想要通过绘本来让兰兰认知更多事物。周末，兰兰拿着一本《我妈妈》的绘本走到妈妈身边，一边晃着妈妈的手，一边叫着"妈妈"。妈妈说："兰兰是想让妈妈讲这本书中的故事吗？"听完故事，兰兰又指着帽子说"帽帽"。妈妈说："兰兰是想戴着帽子去外面玩吗？"兰兰指着外面说"玩"。尽管兰兰每次只说一个词，但是妈妈总是能准确理解兰兰的意思。

（1）结合案例，兰兰语言发展正处于什么阶段？结合之前所学知识，说一说婴幼儿此阶段语言发展的特点是怎样的？（完成工作表单1）

（2）结合案例，兰兰妈妈的做法是否科学？请说说你的看法。妈妈是如何促进兰兰语言发展的？（完成工作表单2）

（3）作为一名托幼机构教师，我们可以开展哪些活动对婴幼儿进行语言发展训练呢？请举例说明。（完成工作表单3）

2. 工作表单

工作表单1见表3-13。

表3-13

工作表单1	13～18个月婴幼儿语言发展的特点	姓名		学号	
		评分人		评分	
1. 结合案例，兰兰语言发展正处于什么阶段？					
2. 结合之前所学知识，说一说婴幼儿此阶段语言发展的特点是怎样的？					

模块三　13～18个月婴幼儿身心发展和保育　81

工作表单 2 见表 3-14。

表 3-14

工作表单 2	13～18个月婴幼儿语言发展的方法	姓名		学号	
		评分人		评分	

1. 结合案例，兰兰妈妈的做法是否科学？请说说你的看法。

　

　

2. 妈妈是如何促进兰兰语言发展的？

　

　

工作表单 3 见表 3-15。

表 3-15

工作表单 3	13～18个月婴幼儿语言发育训练方法	姓名		学号	
		评分人		评分	

游戏名称：大灰狼和小羊咩咩。

游戏目标：知道小羊的叫声，愿意积极参与游戏，能大胆模仿小动物的叫声。

游戏准备：大灰狼和小羊的图片、大灰狼和小羊的头饰。

游戏过程：

（1）家长创设游戏情境，拿出已准备好的大灰狼和小羊的图片，"今天呀我们邀请了两个好朋友，你知道它们是谁吗？你愿意和它们一起玩游戏吗？"鼓励婴幼儿大胆说。

（2）家长拿出小羊的图片，帮助婴幼儿了解小羊的叫声。用温柔的语言问宝宝："你知道小羊是怎样叫的吗？"家长正确示范小羊"咩咩咩"的叫声，引导婴幼儿模仿。

（3）家长和婴幼儿一起进行角色扮演。家长扮演大灰狼，婴幼儿扮演小羊进行游戏。

　　家长对宝宝说："我是大灰狼，我要来吃小羊喽，小羊怎么办呢？"鼓励婴幼儿发出"咩咩咩"的叫声。

根据游戏分小组进行模拟演练，谈谈在参加此游戏的过程中应注意哪些事项。

3. 反思评价

（1）通过本任务的学习，你觉得可以采取哪些训练方法来提高婴幼儿的语言能力？

（2）请你对本次任务进行评价，填写表 3-16。

表 3-16

评价内容	自　评
课堂活动参与度	☆ ☆ ☆ ☆ ☆
小组活动贡献度	☆ ☆ ☆ ☆ ☆
学习内容接受度	☆ ☆ ☆ ☆ ☆

4. 学习支持

13 ~ 18 个月婴幼儿语言发展的特点及训练方法如表 3-17 所示。

表 3-17

月龄阶段	语言发展的特点	训练方法
13 ~ 18 个月	（1）处于"被动的"言语活动期，其特点是听得多，说得少，理解多，表达少。 （2）以词代句，一词多义，重叠发音，以音代词，并伴有动作和表情。如说"妈妈"这个词，是代表一句话，可能是"要妈妈抱"，也可能是"妈妈不要走"，或是"妈妈给我玩具"，可能有多	（1）父母在婴幼儿开口学单词并积极理解语言的时期，应利用各种机会与婴幼儿交谈，让他多听、多看、多理解日常生活中所接触事物的名称。这时应该用实物、玩具、图片来启发婴幼儿进行学习。 （2）帮助婴幼儿掌握新词，扩大词汇量。这一阶段及随后的几个阶段，婴幼儿学习语言的主要任务就是学习新词，扩大词汇量。让婴幼儿掌握新词时，要尽量使用简

（续表）

月龄阶段	语言发展的特点	训练方法
13～18个月	种不同的意义。有些词发音太难，孩子常常以音代词，重叠发音。如以"喵喵"代表猫，"汪汪"代表狗。由于孩子掌握的词汇少，常以动作来补充语言的不足。如要戴帽子出去玩，就会说"帽帽"并拍拍头，指指大门。 （3）这时期婴幼儿一般能掌握100个词左右，但不同婴幼儿之间差距很大，多者可达200个词，少者只能说几个词。孩子说话少，并不都是其语言发展落后，而往往是这些孩子开口晚，但他能将听到的话都储存在大脑里，以后会突然开口，非常爱说话，词汇增加很快，甚至在短时期超过一些讲话早的孩子	短的话语，如果婴幼儿开始发音不准确，不要批评或是打断他，也不要让婴幼儿一遍一遍跟着念，会降低婴幼儿学说话的兴趣，可以反复地说这个单词，为他下一次模仿做榜样。对于他的每一次尝试，无论正确与否，都要予以鼓励。 （3）多跟婴幼儿交谈，提供语言模仿的榜样。研究表明，婴幼儿所掌握的新词中约有2/3是在日常生活中与父母有意无意交谈而获得的。最新的语言心理学理论认为，婴幼儿最初所掌握的语言主要是通过模仿周围语言环境而获得的。父母和教师语言的规范性、内容的丰富性，都会给婴幼儿提供模仿的榜样

任务四　帮助琪琪集中注意力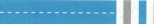

1. 任务描述

琪琪一岁半了，对各种新鲜事物都特别感兴趣。在小区玩耍的时候，琪琪盯着另外一个小朋友的会发光的鞋子看了好半天，眼光随着小朋友跑动不停地转来转去。不一会儿小朋友跑远了，琪琪又开始看另一个小朋友手里拿的小猪玩具。妈妈对琪琪说："琪琪，你手里也有玩具啊，看看你的布布熊！"琪琪好像没听到一样，她对自己手里的玩具一点也不感兴趣，眼光又转向旁边在放风筝的大朋友了。

（1）结合案例，分析琪琪注意力发展有哪些特点？注意力有哪些品质？琪琪此阶段在各项注意力品质上有哪些特点？（完成工作表单1）

（2）培养注意力对于婴幼儿成长有何重要性？家长可以从哪些方面来促进婴幼儿注意力的发展？（完成工作表单2）

（3）注意力稳定和集中对于婴幼儿之后的学习和发展起重要作用。假如你是琪琪的家庭指导老师，应如何为她设计科学合理的训练方案？（完成工作表单3）

2. 工作表单

工作表单1见表3-18。

表3-18

工作表单1	13～18个月婴幼儿注意力发展的特点	姓名	学号
		评分人	评分
1. 结合案例，分析琪琪注意力发展有哪些特点？			
2. 注意力有哪些品质？琪琪此阶段在各项注意力品质上有哪些特点？			

工作表单 2 见表 3-19。

表 3-19

工作表单 2	13 ～ 18 个月婴幼儿促进注意力发展的措施	姓名		学号	
		评分人		评分	

1. 培养注意力对于婴幼儿成长有何重要性？

_____

_____

2. 家长可以从哪些方面来促进婴幼儿注意力的发展？

_____

_____

工作表单 3 见表 3-20。

表 3-20

工作表单 3	13 ～ 18 个月婴幼儿注意力训练方法	姓名		学号	
		评分人		评分	

活动名称：听声音猜乐器。

活动目标：利用听觉进行注意力训练。

活动准备：三种小乐器。

活动过程：

（1）向婴幼儿展示三种小乐器（如小鼓、小喇叭、口琴），然后分别演奏，让婴幼儿熟悉不同乐器的发音特点。

（2）蒙住婴幼儿的眼睛，演奏一种乐器，让婴幼儿猜猜是哪种乐器。对于还不太会说话的婴幼儿，可以让他指认；大点儿的婴幼儿可以直接说出乐器的名称。可以反复练习。

（3）乐器的种类可以随着婴幼儿年龄增长而增加。

注意事项：几乎所有的婴幼儿都对音乐有种与生俱来的敏感性。早期对婴幼儿进行音乐训练，无论是对其智商发展还是情商发展都有潜移默化的作用。此游戏需要婴幼儿专心投入才能准确猜出，所以对于宝宝注意力培养很有好处。

请按照以上训练方法，给 13 ～ 18 个月婴幼儿设计一个提高注意力的训练方案。

_____

_____

3. 反思评价

（1）在日常学习与生活中，你会采用哪些方式来增加自己的注意力集中时间呢？

（2）请你对本次任务进行评价，填写表 3-21。

表 3-21

评价内容	自　评
课堂活动参与度	☆ ☆ ☆ ☆ ☆
小组活动贡献度	☆ ☆ ☆ ☆ ☆
学习内容接受度	☆ ☆ ☆ ☆ ☆

4. 学习支持

13～18 个月婴幼儿注意力发展的特点如表 3-22 所示。

表 3-22

特点	具体内容
（1）注意范围小，稳定性低	受到大脑发育水平局限，婴幼儿的注意力范围非常小，稳定性很低，很容易受到周围环境影响，需要成人帮助和支持
（2）注意力发展具有个体差异性	不同气质类型和个性，都会对婴幼儿注意力发展产生一定影响，要尊重婴幼儿的年龄特点和学习方式，不要对婴幼儿提出过高的要求，也不要随便给婴幼儿贴上注意力不集中的标签
（3）依靠活动进行，需要成人帮助	婴幼儿注意力发展不稳定，具有很强的可塑性，同时也很容易受到各种环境因素影响，所以婴幼儿阶段是注意力发展的关键时期。开展注意力活动就是从婴幼儿的特点出发，帮助婴幼儿克服各种干扰，充分利用婴幼儿无意注意的优势，逐步发展有意注意的能力

模块三　13～18个月婴幼儿身心发展和保育

注意力的四种品质如表 3-23 所示。

表 3-23

品质	内容
（1）注意力的稳定性	是指一个人在一定时间内，能比较稳定地把注意力集中于某一特定对象与活动的能力
（2）注意力的广度	也就是注意力的范围有多大，它是指人们对于所注意的事物在一瞬间内清楚地觉察或认识的对象的数量。研究表明，在 1 秒钟内，一般人可以注意到 4～6 个相互间联系的字母，5～7 个相互间没有联系的数字，3～4 个相互间没有联系的几何图形。 当然，不同的人具有不同的注意力广度。一般来说，婴幼儿的注意力广度要比成年人小。但是，随着婴幼儿成长及不断地有意识训练，注意力广度会不断得到提高
（3）注意力的分配性	注意力分配是指一个人在进行多种活动时，能够把注意力平均分配于活动当中。比如，孩子能够一边看书，一边记录书中的精彩语言；你能够一边炒菜，一边听新闻。 人的注意力总是有限的，不可能什么事物都关注。如果要求自己什么都注意，那最终可能什么事物都注意不到。但是，在对注意目标熟悉或注意目标不是很复杂时，人却可以同时注意一个或几个目标，并且不忽略任何一个目标。能否做到这一点，还和注意力能够持续的时间有关，所以要根据个体的实际能力，逐渐培养有效注意力的能力
（4）注意力的转移性	是指一个人能够主动地、有目的地及时将注意力从一个对象或者活动调整到另一个对象或者活动。注意力转移的速度是思维灵活性的体现，也是快速加工信息形成判断的基本保证

培养婴幼儿注意力的游戏如下。

（1）堆积木。

为婴幼儿准备一些积木块，大小以方便他抓在手里为宜。示教婴幼儿先把积木堆起来，然后推倒。为了提高婴幼儿的兴趣，可以找一些色彩鲜艳的积木块。玩积木不仅可以促进婴幼儿精细动作的发展，还有助于提高其注意力水平。

（2）看图画书。

这个时期的婴幼儿好奇心很强，画面简单、形象生动的图画书最让婴幼儿着迷。可以一边和婴幼儿看图画书，一边用手指着画面上的形象问他："这是什么呀？"如果婴幼儿不会说，妈妈可以用手指着告诉他："这是猫""这是小狗"。还可以准备一些婴幼儿喜欢的动物图片，经常给他看。这对培养婴幼儿持续注意的能力很有帮助。

（3）往桶里放球。

准备一个开口较大的桶和20个球，球的大小以婴幼儿能抓在手里为宜。把球给婴幼儿，教他把球一个一个放进桶里。你可以记录婴幼儿把球全部放进桶里需要的时间。

小提示：如果家里没有这么多球，也可以用小橘子来代替。还可以换一种玩法，比如将球或小橘子放在婴幼儿旁边，妈妈在婴幼儿对面坐下来，让婴幼儿把球或小橘子一个一个地递给妈妈。

（4）拖汽车。

在玩具汽车上系一根长约1米的绳子，让婴幼儿拖着在地上行走。等他玩熟练后，可以在汽车上加载玩具或其他物品。为了不让物品从玩具汽车上掉下来，婴幼儿需要集中精力，这对培养婴幼儿保持较长时间的注意力很有帮助。

模块三 13～18个月婴幼儿身心发展和保育

89

任务五 提高涂涂记忆准确性

1. 任务描述

涂涂 16 个月大了，是个特别调皮活泼的男宝宝。日常生活中，妈妈总是有意识地引导涂涂观察身边的各种事物，告诉他"这是大树""这是玫瑰花""这是哥哥"。妈妈还用图片帮助涂涂认知事物。妈妈发现涂涂已经能记住很多他感兴趣的事物了。每次拿到鱼的图片，涂涂就大声说"大鱼"，拿到恐龙的图片，涂涂就大声说"恐龙"。涂涂非常喜欢小飞机，妈妈带涂涂去小伙伴家玩，他都会抱着小飞机一起去，和小伙伴一起玩；回家的时候，他能在众多的玩具中精准找出自己的小飞机，把它带回家。

（1）结合案例，说一说涂涂在此阶段记忆的特点是什么？记忆有哪些环节？分别是什么？此年龄阶段婴幼儿记忆力发展有哪些特点？（完成工作表单 1）

（2）结合案例，妈妈是如何来帮助涂涂认知、训练记忆的呢？尝试依据婴幼儿记忆力的特点给涂涂妈妈在培养孩子记忆力方面提供建议。（完成工作表单 2）

（3）请你通过查阅书籍或上网搜集资料，设计一个适合培养此年龄段婴幼儿记忆力发展的相关游戏。（完成工作表单 3）

2. 工作表单

工作表单 1 见表 3-24。

表 3-24

工作表单 1	13～18个月婴幼儿记忆力发展的特点	姓名		学号	
		评分人		评分	

1. 结合案例，说一说涂涂在此阶段记忆的特点是什么？记忆有哪些环节？分别是什么？

涂涂记忆的特点_____

_____

记忆的环节包括_____

_____

婴幼儿身心发展与保育

（续表）

工作表单 1	13 ～ 18 个月婴幼儿记忆力发展的特点	姓名		学号	
		评分人		评分	

2. 此年龄阶段婴幼儿记忆力发展有哪些特点？

工作表单 2 见表 3-25。

表 3-25

工作表单 2	促进 13 ～ 18 个月婴幼儿的记忆力	姓名		学号	
		评分人		评分	

1. 结合案例，妈妈是如何来帮助涂涂认知、训练记忆的呢？

2. 尝试依据婴幼儿记忆力的特点给涂涂妈妈在培养孩子记忆力方面提供建议。

模块三　13～18个月婴幼儿身心发展和保育

工作表单 3 见表 3-26。

表 3-26

| 工作表单 3 | 培养 13～18 个月婴幼儿记忆力发展的相关游戏 | 姓名 | | 学号 | |
| | | 评分人 | | 评分 | |

请你通过查阅书籍或上网搜集资料，设计一个适合培养此年龄段婴幼儿记忆力发展的相关游戏。

活动名称：_____

活动目标：_____

活动准备：_____

活动过程：
_____
_____
_____
_____

注意事项：
_____
_____
_____
_____

3. 反思评价

（1）在日常学习与生活中，我们可以通过哪些方法和措施来增强自己的记忆力？

_____
_____
_____

（2）请你对本次任务进行评价，填写表 3-27。

表 3-27

评价内容	自　评
课堂活动参与度	☆ ☆ ☆ ☆ ☆
小组活动贡献度	☆ ☆ ☆ ☆ ☆
学习内容接受度	☆ ☆ ☆ ☆ ☆

4. 学习支持

提高婴幼儿记忆力的方法如表 3-28 所示。

表 3-28

途径	具体做法
（1）鼓励形象记忆，创造体验机会	形象记忆是婴幼儿时期最有效的学习方法之一。例如，大人可指着汽车图片，告诉婴幼儿"这是汽车"，他就会把"汽车"和这个形象联系起来输入脑海里。随后，大人应该尽可能创造机会，让婴幼儿亲身感受什么是汽车，那么整个记忆过程就会变得高效和愉快了
（2）增添动作和表情来辅助记忆	在记忆学习中，图片和实物不一定随时用得上。那么妈妈不妨试试用肢体动作或一些表情帮助婴幼儿来强化记忆。比如，教婴幼儿认识小白兔，妈妈可以教婴幼儿把手指竖在头顶上模仿兔子的耳朵，让婴幼儿一边做动作一边记忆"小白兔"。下次没有小白兔的图片时，妈妈再跟婴幼儿做起这个动作，他就会容易记起这个长耳朵的动物了
（3）补充食物营养，提高记忆力	针对性的饮食管理也可以帮助婴幼儿提升记忆力。有研究显示：记忆力强弱与大脑中胆碱的含量密切相关。建议妈妈们可以在婴幼儿的辅食中有意识地增加一些如蛋黄、豆制品、瘦肉、鱼、花生、核桃仁等富含胆碱的食物
（4）调整好婴幼儿记忆时的情绪	一般情况下，记忆效果容易受情绪影响而出现差异。在婴幼儿心情愉快时，记忆效果就会比较好。反之，如果当时情绪低落、厌烦，则可能什么都记不住。所以，在教婴幼儿记忆时，最好先确认婴幼儿吃饱睡醒、心情平静而愉快，这样才会达到事半功倍的效果

婴幼儿记忆力发展的特点如表 3-29 所示。

表 3-29　婴幼儿记忆力发展的特点

特点	具体内容
（1）以无意识记忆为主	婴幼儿的记忆大多数属于无意识记忆，这个时候他们的无意识记忆占优势，有意识记忆还没有发展成熟。他们对事物的认识，往往是无意中进行的，甚至是你让他记什么，他就记什么，自己没有目的，并没有真正接受记忆任务。他们的回忆，都是依靠无意识保存下来的。他们只对一些形象具体、鲜明，有兴趣的事物产生记忆，记忆还很不准确。
（2）以机械记忆为主	婴幼儿对事物的理解能力较差，当他们对记忆的东西不了解时，只会死记硬背，进行机械记忆。这就是为什么婴幼儿能够会唱很多儿歌，但是对歌词的意思并不理解的原因
（3）偏重于形象记忆	在婴幼儿掌握语言之前，他们所记忆的内容只有事物的形象，即只有形象记忆。凡是直观、形象、有趣味，能够引起婴幼儿强烈情绪体验的事物都能够使婴幼儿自然而然地记住。所以必须为婴幼儿提供一些色彩鲜明、形象具体的材料，最好是材料能够吸引婴幼儿的兴趣和注意力，那么就能够促进他们进行记忆
（4）记得快、忘得快	正因为婴幼儿在记忆的时候以机械记忆为主，并不是在理解的基础上进行记忆的，所以他们记得快，忘得也快

94 婴幼儿身心发展与保育

任务六　帮助浩浩稳定情绪

1. 任务描述

浩浩 17 个月大，一直和爸爸妈妈生活在一起。妈妈发现浩浩最近脾气有点大。星期天上午，妈妈拿着一个橘子给浩浩，浩浩伸手要拿，妈妈觉得浩浩吃不完一个橘子，于是从中间掰开一半给浩浩，浩浩看着橘子被分成了两半，立刻大哭起来，把手里那一半橘子扔到了地上。妈妈生气地说："你怎么这么不懂事呢？这么浪费，别吃了。"浩浩更是大声地哭起来。到了下午，浩浩在茶几上摆积木，每次搭到第五块积木的时候总是倒下来，试了几次之后，总是不成功，浩浩推倒积木，又开始大哭起来。妈妈很是困惑，这是怎么了，怎么一遇到不顺自己心意的事情就开始哭呢？

（1）案例中浩浩的情绪有哪些变化？这些情绪变化体现了该年龄阶段婴幼儿情绪情感的哪些特点？（完成工作表单 1）

（2）在情景当中，浩浩妈妈处理浩浩哭闹的方式正确吗？请你结合该年龄阶段婴幼儿情绪情感发展的特点说明理由。（完成工作表单 2）

（3）小组讨论，（可查阅资料）为家长们设计一个适合培养 13～18 月婴幼儿情绪情感发展的亲子游戏。（完成工作表单 3）

2. 工作表单

工作表单 1 如表 3-30 所示。

表 3-30

工作表单 1	13～18 个月婴幼儿情绪发展的特点	姓　名		学　号	
		评分人		评分	
1. 案例中浩浩的情绪有哪些变化？					
第一件事情中＿＿					

（续表）

工作表单 1	13 ～ 18 个月婴幼儿情绪发展的特点	姓 名		学号	
		评分人		评分	

第二件事情中_____

_____

2. 这些情绪变化体现了该年龄阶段婴幼儿情绪情感的哪些特点？

_____

_____

_____

_____

_____

工作表单 2 如表 3-31 所示。

表 3-31

工作表单 2	判断浩浩家长的教育行为是否得当	姓 名		学号	
		评分人		评分	

1. 在任务描述中，浩浩妈妈处理浩浩哭闹的方式正确吗？

浩浩妈妈处理的方式是_____

_____

_____

_____

2. 请你结合该年龄阶段婴幼儿情绪情感发展的特点说明理由。

婴幼儿情绪冲动、_____、_____，年龄越小该特点越突出；

更多受_____变化的影响，而不是由稳定的主观心态来控制。因此，_____

_____

_____

_____。

工作表单 3 如表 3-32 所示。

表 3-32

工作表单 3	培养 13 ～ 18 个月婴幼儿情绪情感发展的亲子游戏	姓名		学号	
		评分人		评分	

活动名称：我好喜欢你。

活动目标：体验和家人一起表达喜爱之情的快乐，愿意向亲近的家人或朋友表达喜欢的情绪情感。

活动准备：仿真娃娃，安全舒适的环境，婴幼儿情绪愉悦。

游戏过程：

（1）出示仿真娃娃，问："宝宝，你喜欢娃娃吗？"

（2）家长亲亲、抱抱仿真娃娃，并邀请宝宝亲亲，抱抱。

（3）家长亲亲、抱抱宝宝，微笑着告诉宝宝："我好喜欢你！""宝宝喜不喜欢妈妈，亲亲妈妈的脸蛋"并引导宝宝说："喜欢，妈妈"。

（4）家长对着仿真娃娃说："我好喜欢你！"并引导宝宝表达自己的情感。

温馨提示：

（1）家人和宝宝在一起，经常表达喜爱之情，如拥抱、轻吻等随时回应宝宝的情感需求。

（2）在家庭中与熟悉的家人或玩偶互动，通过语言或肢体动作积极表达愉悦和喜爱之情。

（3）若宝宝扭捏不主动，家长应积极主动互动，树立良好榜样。

根据以上案例分小组讨论，（可查阅资料）为家长们设计一个适合培养 13 ～ 18 月婴幼儿情绪情感发展的亲子游戏。

_____

_____

3. 反思评价

（1）学习本次课后，你掌握了哪些关于 13 ～ 18 个月婴幼儿情绪情感发展的相关知识？

_____

_____

_____

（2）请你对本次任务进行评价，填写表 3-33。

表 3-33

评价内容	自　评
课堂活动参与度	☆ ☆ ☆ ☆ ☆
小组活动贡献度	☆ ☆ ☆ ☆ ☆
学习内容接受度	☆ ☆ ☆ ☆ ☆

4. 学习支持

13 ～ 18 个月婴幼儿情绪的特点

（1）情绪表现具有易冲动性、外露性和不稳定性。婴幼儿情绪反应快，常常来势强烈，不加掩饰，不受控制。如婴幼儿一看到新鲜有趣的事物就会尖叫、大笑，并会手舞足蹈。另外婴幼儿情绪不稳定，容易受到外部环境感染与暗示，甚至在短时间内从一个极端转变为另一个极端。如婴幼儿前一秒还在因为不小心磕到头而大哭，后一秒就因为得到了自己喜欢的玩具而哈哈大笑。

（2）引起情绪反应的社会性动因逐渐增加。婴幼儿最初情绪的产生主要与生理需求挂钩。如饥饿会引起婴幼儿哭闹，饱腹后情绪也随之变得愉快了。随着婴幼儿社会需求增多，复杂的社会化情绪也随之得到发展，如婴幼儿在面对新同伴时感到害羞。

婴幼儿身心发展与保育

任务七　促进天天自我意识发展

1. 任务描述

天天是一个 18 个月的女宝宝，特别活泼好动。天天从出生开始，一直是在妈妈陪伴下长大的。最近不知为什么，天天变得特别"抠门"。用妈妈的话说，什么都是她的，非得把别人手里的东西放到自己手中才行。邻居乐乐妈妈带着乐乐来做客，妈妈给乐乐拿了小饼干吃，天天马上大喊"我的"；妈妈让乐乐玩天天的玩具，天天又开始大喊"我的"；后来连乐乐坐到天天的小板凳上，天天都不愿意，一定要让乐乐站起来，不许坐她的小板凳，她的口头禅都变成了"我的，我的"。最让妈妈哭笑不得的是，乐乐临走前，妈妈抱起乐乐跟她再见，天天马上跑过来抱着妈妈的大腿喊"妈妈，我的！"

（1）结合案例，分析天天表现出哪些特点？这个年龄阶段的婴幼儿社会性行为发展有哪些特点？妈妈怎样做才能帮助到天天呢？（完成工作表单 1）

（2）谈谈培养社会性行为对于婴幼儿成长有何重要性。家长可以从哪些方面来促进婴幼儿社会性行为的发展？（完成工作表单 2）

2. 工作表单

工作表单 1 如表 3-34 所示。

表 3-34

工作表单 1	13 ～ 18 个月婴幼儿社会性行为发展的特点	姓名		学号	
		评分人		评分	
1. 结合案例，分析天天表现出哪些特点？这个年龄阶段的婴幼儿社会性行为发展有哪些特点？					
天天表现出的特点是＿＿＿＿＿＿＿＿＿＿＿＿＿＿＿＿＿＿＿＿＿＿＿＿＿＿＿＿＿＿＿＿＿＿＿＿＿＿					
这个阶段的婴幼儿社会性行为发展的特点是＿＿					

模块三　13～18个月婴幼儿身心发展和保育　99

（续表）

工作表单 1	13～18 个月婴幼儿社会性行为发展的特点	姓名		学号	
		评分人		评分	

2. 妈妈怎样做才能帮助到天天呢？

_____

_____

_____

_____

_____

工作表单 2 如表 3-35 所示。

表 3-35

工作表单 2	促进婴幼儿社会性行为发展的方法	姓名		学号	
		评分人		评分	

1. 谈谈培养社会性行为对于婴幼儿成长有何重要性。

_____

_____

_____

_____

_____

2. 家长可以从哪些方面来促进婴幼儿社会性行为的发展？

① 注重创设（　　　　　　　　　　）的婴幼儿交往环境

② 注重建立婴幼儿宽松和谐的（　　　　　　　　）

③ 注重创设各种婴幼儿（　　　　　　）的机会

④ 注重婴幼儿社会交往（　　　　　　）的培养

3. 反思评价

（1）学习本任务后，你掌握了哪些关于 13～18 个月婴幼儿社会性行为发展的相关知识?

_____

_____

_____

（2）请你对本次任务进行评价，填写表3-36。

表 3-36

评价内容	自　评
课堂活动参与度	☆ ☆ ☆ ☆ ☆
小组活动贡献度	☆ ☆ ☆ ☆ ☆
学习内容接受度	☆ ☆ ☆ ☆ ☆

4. 学习支持

13～18个月婴幼儿教养指导要点如下。

（1）合理营养，平衡膳食。注意消化不良，少吃过油、过甜、油炸、黏性或刺激性食品。

（2）经常带婴幼儿到户外活动，训练婴幼儿独立爬、行走、跑的能力。注意时刻关注婴幼儿的安全，防止意外发生。

（3）多给婴幼儿讲故事、唱儿歌，鼓励婴幼儿说出自己的名字、年龄及常见物品的名称。学习分类、比较和称谓。

（4）增加婴幼儿与同伴交往的机会，促进语言和社交能力发展。可以尝试进行角色游戏，如扮演购物者。

（5）养成良好的睡眠、饮食习惯。培养独立生活能力和习惯，鼓励婴幼儿做妈妈

模块三 13～18个月婴幼儿身心发展和保育   101

干家务的小帮手。

13～18个月婴幼儿社会性行为发展的教养方法如表3-37所示。

表3-37

方法	具体措施
（1）注重创设良好积极的婴幼儿交往环境	家长要为婴幼儿提供丰富的物质环境，为婴幼儿提供各种各样的玩具，满足婴幼儿不同的需求。为婴幼儿提供一个宽容接纳的精神环境，鼓励婴幼儿更加积极主动和充满自信地与外界交往。要正确分析和看待婴幼儿的错误。用积极的方式提出建议，终止婴幼儿不恰当行为，为婴幼儿指明方向
（2）注重建立婴幼儿宽松和谐的同伴关系	同伴交往是人际交往的重要形式，是婴幼儿学习社会交往的初始阶段。在生活中，家长可利用一些自然发生的情景，帮助婴幼儿寻找游戏伙伴，结交新朋友。家长还需尽量为婴幼儿营造同伴交往的氛围，多与婴幼儿参加一些轻松自由的交往活动，使婴幼儿掌握玩的技能，也能使他们形成初步的交往意识，产生交往的兴趣
（3）注重创设各种婴幼儿社会交往的机会	游戏是婴幼儿喜爱的活动，同时也是同伴互相交往的最好方式之一。家长可以参与婴幼儿的游戏，在玩耍中向婴幼儿提出要求，使婴幼儿在游戏活动中体验一起玩耍的乐趣。家长还要利用社区资源，多组织婴幼儿与社会交往，如一起动手制作、品尝水果拼盘等
（4）注重婴幼儿社会交往技能的培养	随着婴幼儿交往范围的扩大、交往活动的深入，家长应善于捕捉婴幼儿生活中的细微之处，抓住时机。如婴幼儿不爱交往，喜欢独处，家长要了解具体原因，耐心地帮助婴幼儿摆脱困境，引导婴幼儿积极参与集体游戏活动，并从中得到快乐体验，增强自信心，激发其与小伙伴互动的乐趣和兴趣

模块四　19～24个月婴幼儿身心发展及保育

一、模块概述

19～24个月婴幼儿身心各方面都有了很大发展，但他们在这一年龄阶段的身心发展仍然有别于其他阶段。本模块主要涉及婴幼儿粗大动作、婴幼儿精细动作、婴幼儿语言、婴幼儿注意力、婴幼儿记忆力、婴幼儿情绪情感及婴幼儿社会性行为七大内容，从不同维度引导同学们对19～24个月婴幼儿身心发展的特点及保育要点进行思考和学习。

在粗大动作发展方面，这个时期的婴幼儿已经学会跑了，但不稳，两足可以开始交替走下台阶，也能用脚跨过低的障碍物。24个月的婴幼儿能够连续跑3～4米，但不能迅速地起步和停止，能开始做原地跳跃动作，如双脚同时离开地面跳起。所以，19～24个月婴幼儿训练的重点是跑和跳。

在精细动作发展方面，这个时期的婴幼儿精细动作发展主要体现在手和手指运动，以及手眼协调操作物体的能力。俗语说，心灵才能手巧。手不仅是动作器官，更是智慧的来源，婴幼儿只有多动手，大脑才能快速发育。精细动作中，眼部肌肉发展有助于婴幼儿将眼神集中到一行字符线上，面部肌肉发展有助于婴幼儿丰富面部表情，手部肌肉发展有助于婴幼儿灵活地用手进行各种活动，如串珠子、拼图、擦鼻涕等。

在语言发展方面，这个时期的婴幼儿掌握新词汇的速度突飞猛进，不但理解词汇的数量和种类与日俱增，而且理解能力也在不断提高。2岁左右的婴幼儿能说出300个单词，因此这一时期又被称为"语言爆发期"。

在注意力发展方面，这个时期的婴幼儿进入注意力敏感期。婴幼儿注意范围小，稳定性低；注意力发展具有个体差异性；依靠活动进行，需要成人帮助。

在记忆力发展方面，这个时期的婴幼儿能记住一些日常用品的名称，记忆时间加长，能记住几个星期前发生的事情。这一时期，婴幼儿记忆力发展十分突出的特点是出现了延迟模仿，这表明婴幼儿记忆力明显增强。这个年龄阶段的婴幼儿记忆力发展的总体特点是：以无意识记忆为主，形象记忆占主导地位。

在情感情绪发展方面，这个时期的婴幼儿的特点是易感性、易变性、冲动性。婴幼儿情绪表达包括面部表情、肢体动作、言语表情。这一阶段的婴幼儿很容易因为受到批评而难过，当做某些事情没有达到目的时，偶尔会发脾气，同时会对喜欢的人表达喜欢之情。

在社会性行为发展方面，这个时期的婴幼儿表现为自我意识发展、亲子关系建立、玩伴关系建立。婴幼儿在与玩伴交往的过程中能够获得微笑、表达、合作等社会性能力，学会交换与等待。19～24个月婴幼儿能从自我中心的角度看待世界，会维护自己的物品。

二、知识要求与技能要求

本模块的知识要求与技能要求见表 4-1。

表 4-1

工作任务	要求	具体内容
帮助团团练习跳跃	知识要求	1. 了解 19～24 个月婴幼儿粗大动作发展的特点和规律 2. 掌握 19～24 个月婴幼儿进行粗大动作训练的基本技巧
	技能要求	1. 能根据教学要求对粗大动作发展活动进行设计 2. 能够正确使用促进粗大动作发展的基础玩教具 3. 能正确观察、判断 19～24 个月婴幼儿粗大动作的发展水平
促进圆圆手眼协调发展	知识要求	1. 了解 19～24 个月婴幼儿精细动作发展的特点和规律 2. 掌握 19～24 个月婴幼儿进行精细动作训练的基本技巧
	技能要求	1. 能根据教学要求对精细动作发展活动进行设计 2. 能够正确使用促进精细动作发展的基础玩教具 3. 能正确观察、判断 19～24 个月婴幼儿精细动作的发展水平

（续表）

工作任务	要求	具体内容
促进赞赞语言发展水平	知识要求	1. 了解19～24个月婴幼儿倾听、表达发展的特点 2. 掌握19～24个月婴幼儿早期阅读发展的特点
	技能要求	1. 能对婴幼儿倾听发展进行指导 2. 能对婴幼儿表达发展进行指导 3. 能对婴幼儿早期阅读进行指导
帮助明明集中注意力	知识要求	1. 熟悉、掌握19～24个月婴幼儿注意力发展的特点 2. 了解19～24个月婴幼儿注意力发展的相关活动或游戏
	技能要求	1. 能根据方案组织婴幼儿进行注意力发展训练的活动 2. 通过案例分析给予家长正确的教育意见或建议 3. 通过所学知识和查阅资料尝试自编优秀游戏案例
帮助欢欢提高记忆力	知识要求	1. 熟悉、掌握19～24个月婴幼儿记忆力发展的特点 2. 了解19～24个月婴幼儿记忆力发展的相关活动或游戏
	技能要求	1. 能根据方案组织婴幼儿进行记忆力发展训练的活动 2. 通过案例分析给予家长正确的教育意见或建议 3. 通过所学知识和查阅资料尝试自编优秀游戏案例
促进冬冬情绪情感多样发展	知识要求	1. 熟悉、掌握19～24个月婴幼儿情绪情感发展的特点 2. 了解19～24个月婴幼儿情绪情感发展的相关活动或游戏
	技能要求	1. 能根据方案组织婴幼儿进行情绪情感发展训练的活动 2. 通过案例分析给予家长正确的教育意见或建议 3. 通过所学知识和查阅资料尝试自编优秀游戏案例
帮助小宇促进社会性行为发展	知识要求	1. 熟悉、掌握19～24个月婴幼儿社会性行为发展的特点 2. 了解19～24个月婴幼儿社会性行为发展的相关活动或游戏
	技能要求	1. 能根据方案组织婴幼儿进行社会性行为发展训练的活动 2. 通过案例分析给予家长正确的教育意见或建议 3. 通过所学知识和查阅资料尝试自编优秀游戏案例

模块四　19～24个月婴幼儿身心发展及保育

三、工作任务

任务一　帮助团团练习跳跃

1. 任务描述

团团是一个 1 岁 7 个月的宝宝。从 1 岁 2 个月的时候，小家伙学会了走路，现在走路自如，甚至经常会跑起来，用奶奶的话来说就是"刚学会走，就想跑"。

团团最近喜欢上了爬楼梯，小区的健身区有几节台阶，团团走上去再走下来。碰到有台阶的地方，团团就拉着奶奶一起走，奶奶很困惑，这孩子为啥这么喜欢走台阶呢？走到最后一阶台阶的时候，团团想尝试着跳下来，奶奶赶紧阻止了团团，并说："小孩不能乱跳，摔倒了怎么办？"

（1）结合案例，请分析团团现在粗大动作发展的状况。19～24 个月婴幼儿粗大动作发展的特点有哪些？（完成工作表单 1）

（2）案例中的团团为什么喜欢爬楼梯、喜欢跳呢？奶奶的做法是否科学？可以从哪些方面训练此阶段婴幼儿粗大动作的发展？（完成工作表单 2）

（3）跑和跳对于婴幼儿粗大动作发展起关键作用，作为团团的家庭指导老师，应如何设计科学合理的训练方案？（完成工作表单 3）

2. 工作表单

工作表单 1 见表 4-2。

表 4-2

工作表单 1	19～24 个月婴幼儿粗大动作发展的特点	姓名		学号	
		评分人		评分	
1. 结合案例，请分析团团现在粗大动作发展的状况。					

（续表）

工作表单 1	19～24 个月婴幼儿粗大动作发展的特点	姓名		学号	
		评分人		评分	

2. 19～24 个月婴幼儿粗大动作发展的特点有哪些？

（1）能连续跑_____米，能自己上下床。

（2）（一只手或两只手）_____扶着栏杆能上下楼梯 5～8 级。

（3）双脚跳起同时离开地面（原地跳跃动作），连续_____次以上。

工作表单 2 见表 4-3。

表 4-3

工作表单 2	促进婴幼儿粗大动作发展的方法	姓名		学号	
		评分人		评分	

1. 案例中的团团为什么喜欢爬楼梯、喜欢跳呢？奶奶的做法是否科学？

_____

_____

_____

_____

_____

_____

2. 可以从哪些方面训练 19～24 个月婴幼儿粗大动作的发展？

_____

_____

_____

_____

_____

模块四 19～24个月婴幼儿身心发展及保育

工作表单 3 见表 4-4。

表 4-4

工作表单 3	婴幼儿跑与跳的训练活动	姓名		学号	
		评分人		评分	

训练活动：《欢乐小兔跳跳跳》游戏。

适宜年龄：19～24 个月。

游戏时间：每日 2～3 次，每次 5～20 分钟。

游戏目标：发展婴幼儿跳跃能力，能双脚离地连续向前跳跃，感受跳跃的乐趣。

游戏准备：套圈、小兔子玩偶、箩筐。

游戏过程：

1. 情景导入："小兔子找不到家了，需要得到我们的帮助，宝宝，我们一起把它送回家吧。"

2. 引导婴幼儿模仿小兔子原地双脚跳："那宝宝知道小兔子是怎么跳的吗？我们一起学小兔子跳一跳。"

3. 使用圆圈，引导婴幼儿双脚向前跳："去小兔子家的路上，需要我们双脚一个一个地跳过圆圈，我们一起来试试吧！"

4. 家长带着宝宝模仿小兔子跳，送小兔子回家。

在进行此项游戏时，我们应该注意什么？

_____

_____

_____

_____

3. 反思评价

（1）19～24 个月婴幼儿喜欢乱爬、乱跳，婴幼儿教师应如何应对呢？

_____

_____

_____

（2）请你对本次任务进行评价，填写表 4-5。

表 4-5

评价内容	自　评
课堂活动参与度	☆ ☆ ☆ ☆ ☆
小组活动贡献度	☆ ☆ ☆ ☆ ☆
学习内容接受度	☆ ☆ ☆ ☆ ☆

4. 学习支持

19～24 个月婴幼儿粗大动作（跑与跳动作）的发展特点与训练方法如表 4-6 所示。

表 4-6

年龄	发展特点	训练方法
19～21 个月	可以扶物一级一级地上楼梯	【爬楼梯】 　　每日 1～2 次，每次 5～10 分钟。 　　指导老师利用家庭中、社区内的楼梯、台阶让婴幼儿扶着栏杆上楼梯；在学会了上楼梯后，指导老师可以牵着婴幼儿的手练习一步步下楼梯；熟练上下楼梯后指导老师可以牵着婴幼儿的双手，从最后一个台阶练习两腿并拢往下跳
22 个月	双脚同时离地跳起两次以上	【青蛙跳游戏】 　　每日 1～2 次，每次 2～3 分钟。 　　让婴幼儿学做小青蛙或小兔子的动作，双足并拢，两腿弯曲，身体略向前倾，用力向上跳，用头顶球或者用手拍球
23～24 个月	能连续跑 3～4 米	【追跑游戏】 　　每日 1～2 次，每次 5～10 分钟。 　　选择有阳光的天气，在开阔柔软的草坪上，指导老师在婴幼儿前方跑，逗引婴幼儿追跑，或指导老师和婴幼儿互动"你追我跑"。

注：以上 19～24 个月婴幼儿跑与跳训练均可每日混换练习。

模块四　19～24个月婴幼儿身心发展及保育 　　109

任务二　促进圆圆手眼协调发展

1. 任务描述

圆圆已经有 23 个月大了，她喜欢拿着画笔在纸上乱涂乱画。妈妈见她喜欢画画，就给她买了彩笔，还有一本涂色书。可是，圆圆在涂色书上胡乱画了一通，根本不能在指定的区域画画，涂色书上的小动物有的地方被反复涂画，有的地方没有画上。妈妈生气地拿过涂色本批评圆圆："你怎么不能好好画呢？"。一天，妈妈看到邻居家的同龄孩子正在玩着穿大颗粒串珠，听说串珠可以锻炼孩子的精细动作发展和手眼协调能力，于是妈妈也给圆圆买了一组串珠。圆圆很喜欢这种大颗粒串珠，一会工夫就穿起了一串。妈妈发现这一现象，决定再买一组小颗粒串珠给圆圆。

（1）结合案例，说一说圆圆的精细动作处于什么水平，发展状况如何？ 19～24个月婴幼儿精细动作发展一般能达到什么水平？（完成工作表单 1）

（2）案例中，妈妈根据圆圆的爱好是如何发展她的精细动作的？你觉得妈妈哪些地方做的是正确的？哪些地方是不可取的？我们可以设计哪些活动来促进婴幼儿手眼协调能力的提升？（完成工作表单 2）

（3）手眼协调能力对婴幼儿精细动作发展起关键作用，作为圆圆的家庭指导老师，应如何设计科学合理的训练方案？（完成工作表单 3）

2. 工作表单

工作表单 1 如表 4-7 所示。

表 4-7

工作表单 1	19～24 个月婴幼儿精细动作发展的特点	姓名		学号	
		评分人		评分	
1. 结合案例，说一说圆圆的精细动作处于什么水平，发展状况如何？					
圆圆的精细动作处于_____					

婴幼儿身心发展与保育

（续表）

工作表单 1	19 ～ 24 个月婴幼儿精细动作发展的特点	姓名		学号	
		评分人		评分	

此阶段圆圆的发展状况是_____

_____

2. 19 ～ 24 个月婴幼儿精细动作发展一般能达到什么水平？

① _____会堆 2 ～ 6 块积木；

② _____会脱鞋袜；

③ _____会穿大颗粒串珠；

④ _____会使用勺子；

⑤ _____用蜡笔乱涂乱画；

⑥ _____连续翻书 3 页以上

工作表单 2 如表 4-8 所示。

表 4-8

工作表单 2	圆圆手眼协调能力的提升	姓名		学号	
		评分人		评分	

1. 案例中，妈妈根据圆圆的爱好是如何发展她的精细动作的？

_____

_____

_____

2. 你觉得妈妈哪些地方做的是正确的？哪些地方是不可取的？

_____

_____

_____

3. 我们可以设计哪些活动来促进婴幼儿手眼协调能力的提升？

_____

_____

_____

模块四　19～24个月婴幼儿身心发展及保育　　111

工作表单 3 如表 4-9 所示。

表 4-9

工作表单 3	19～24 个月婴幼儿精细动作发展的训练方案	姓名		学号	
		评分人		评分	

游戏名称：《穿洞洞》。

适宜年龄：19～24 个月。

训练时间：每日 2～3 次，每次 5～10 分钟。

游戏目标：发展婴幼儿手眼协调能力，能双手协调进行穿线游戏。

游戏准备：鞋带、穿线板。

游戏过程：

（1）家长准备鞋子、鞋带、穿线板。

（2）家长出示婴幼儿的鞋子，并指出洞洞的位置："宝宝，我们一起找找鞋子上面的洞洞在哪里呀！"

（3）家长出示穿线板，并教婴幼儿认识穿线板："妈妈今天要和你一起来玩穿线板游戏哦，你看一看，这是什么形状的穿线板呢？"

（4）介绍穿线板和鞋带，找到鞋带较硬的一端，并告知婴幼儿"这是硬硬的"，然后找到穿线板上的洞洞，并告知婴幼儿"这是洞洞"。

（5）进行穿洞洞示范："我们现在要用鞋带穿过洞洞哟，宝宝穿，宝宝拉。"

（6）对婴幼儿说："宝宝，那你自己来试试吧！"让婴幼儿尝试穿洞洞。

在游戏过程中，我们应当注意哪些方面？

3. 反思评价

（1）通过学习本任务知识点后，你掌握了哪些关于 19～24 个月婴幼儿精细动作发展训练的相关知识？

（2）请你对本次任务进行评价，填写表 4-10。

表 4-10

评价内容	自 评
课堂活动参与度	☆ ☆ ☆ ☆ ☆
小组活动贡献度	☆ ☆ ☆ ☆ ☆
学习内容接受度	☆ ☆ ☆ ☆ ☆

4. 学习支持

19～24 个月婴幼儿精细动作的发展特点与训练方案如表 4-11 所示。

表 4-11

年龄	发展特点	训练方案
19 个月	堆 2～6 块积木	《玩套叠玩具》游戏 该游戏所需玩具包括套碗、套塔、套桶等，是可以按大小次序拆开和安装的。成人可以示范并指导孩子按次序装拆，孩子会聚精会神地自己尝试。这样既培养了孩子的专注能力，又明白了大小顺序。孩子通过动手操作，眼看实物逐渐变大，渐渐体会了数的顺序，培训了空间感知能力
20 个月	倒米和倒水	《倒米和倒水》游戏 用两个小塑料碗，其中一个放 1/3 碗大米或黄豆，让孩子从一个碗倒进另一个碗内，练习至完全不撒出为止。接下来学习用两碗进行倒水练习

（续表）

年龄	发展特点	训练方案
21个月	会穿大颗粒串珠	《穿洞洞》游戏（见表4-9） 温馨提示： （1）做示范的动作需要简便清楚； （2）利用言语提示婴幼儿完成游戏； （3）婴幼儿成功穿过洞洞，需及时给予鼓励
22个月	会使用勺子	《自己吃饭》游戏 活动准备：土豆泥、勺子。 活动过程： 在婴幼儿下午吃点心的时候，让婴幼儿独自坐在桌子边，自己拿着勺子吃土豆泥。婴幼儿吃了一口，指导老师便可在一旁鼓励："宝宝，你真棒！会自己吃东西了！" 指导与建议： （1）提供给婴幼儿的食物应该是婴幼儿喜欢的食物，如果是颗粒状的食物要注意安全。 （2）不必介意婴幼儿弄得乱七八糟，反而要鼓励婴幼儿自己动手
23个月	用蜡笔乱涂乱画	（1）注意观察婴幼儿可涂色的范围。 （2）用硬而厚的纸板裁剪出一定面积的图形。 （3）用薄的卡纸裁剪出一定面积的图形。 （4）撤去卡纸，并加粗图形边线。 （5）边线粗细恢复正常
24个月	连续翻书3页以上	《书本叠叠乐》游戏 准备：图书20本（用婴幼儿经常看的图画书）。 玩法：妈妈准备20本书，然后与孩子一起一本书一本书地叠起来，婴幼儿熟悉了摆放方法后，鼓励婴幼儿轮流把书叠起来。 温馨提示：指导老师可以根据婴幼儿的能力增加书本数量

婴幼儿身心发展与保育

任务三 促进赞赞语言发展水平

1. 任务描述

赞赞小朋友 23 个月大了，最近话语特别多。妈妈给他讲绘本故事的时候，他看着绘本上的鱼，就指着鱼说"大鱼！"，看到恐龙就说"大恐龙，啊呜！"。妈妈每天晚上都给赞赞讲绘本故事，一本绘本反复讲好多遍，每次讲到他喜欢听的部分，赞赞就反复重复一个词语。赞赞还有一个 5 岁的姐姐，每次姐姐说什么，赞赞就像复读机一样跟在后面重复。姐姐说"看电视"，赞赞也说"看电视"，姐姐说"我要看小猪佩奇"，赞赞也说"我要看小猪佩奇！"

（1）结合案例说一说赞赞语言发展处于什么阶段，他的语言发展水平如何？具体表现在哪里？ 19 ～ 24 个月婴幼儿语言发展的特点有哪些？（完成工作表单 1）

（2）妈妈采用了什么方法来促进赞赞的语言发展水平呢？我们还可以采取什么方法促进婴幼儿语言发展呢？（完成工作表单 2）

（3）出生后 19 ～ 24 个月是人一生中掌握语言最迅速的时期，根据以下游戏设计，写出游戏目标、游戏准备及注意事项。（完成工作表单 3）

2. 工作表单

工作表单 1 见表 4-12。

表 4-12

工作表单 1	赞赞语言发展的阶段及特点	姓名		学号	
		评分人		评分	
1. 赞赞语言发展处于什么阶段？他的语言发展水平如何？具体表现在哪里？					
赞赞语言处于＿＿＿＿＿＿＿＿＿＿＿阶段。					
他的语言发展水平是＿＿＿＿＿＿＿＿＿＿＿					
具体表现在＿＿＿＿＿＿＿＿＿＿＿					

（续表）

工作表单 1	赞赞语言发展的阶段及特点	姓名		学号	
		评分人		评分	

2. 19～24 个月婴幼儿语言发展的特点有哪些?

_____：开始使用动词；

_____：开始说有意义的句子；

_____：开始注意细节；

_____：倾听和模仿；

_____：词汇爆发期；

_____：开始提问。

工作表单 2 见表 4-13。

表 4-13

工作表单 2	促进赞赞的语言发展水平	姓名		学号	
		评分人		评分	

1. 妈妈采用了什么方法来促进赞赞的语言发展水平呢?

2. 我们还可以采取什么方法促进婴幼儿语言发展呢?

工作表单 3 见表 4-14。

表 4-14

工作表单 3	赞赞语言发展的训练方案	姓名		学号	
		评分人		评分	

游戏名称:《虫虫爬》。

适宜年龄:21 ～ 23 个月。

_____:喜欢听成人说话,能初步理解虫虫爬的意思,能够说出毛毛虫爬等简单短句。

_____:若干毛毛虫手偶。

游戏过程:

(1)家长引导婴幼儿认识毛毛虫,拿出毛毛虫手偶给婴幼儿看,"宝宝你知道这是什么吗?这个是毛毛虫,今天我们要和毛毛虫一起玩游戏咯!"

(2)家长先配以肢体动作示范游戏,一边说"虫虫虫虫点点,虫虫虫虫爬"一边做动作。

(3)家长和婴幼儿一起互动游戏,"宝宝学会了就和妈妈一起玩吧!"家长帮助婴幼儿带上手偶,引导婴幼儿模仿成人的语言及动作。

(4)多次重复游戏,鼓励婴幼儿勇敢表达。"我们再一起来玩一玩吧!看看毛毛虫会爬到哪里去?宝宝你来说毛毛虫会爬到哪里去好吗?"

在游戏过程中,我们应当注意哪些方面?

_____

_____

_____

_____

3. 反思评价

(1)针对本任务的学习,你觉得可以采取哪些训练方法更好地提高婴幼儿的语言能力?

_____

_____

_____

（2）请你对本次任务进行评价，填写表 4-15。

表 4-15

评价内容	自　评
课堂活动参与度	☆ ☆ ☆ ☆ ☆
小组活动贡献度	☆ ☆ ☆ ☆ ☆
学习内容接受度	☆ ☆ ☆ ☆ ☆

4. 学习支持

19～24 个月婴幼儿语言发展的特点及训练方法如表 4-16 所示。

表 4-16

年龄	特点	训练方法
19 个月	开始使用动词：能用 20 个词语进行日常会话；会将动词与主语连起来说，例如"我吃"，意为"我想吃东西"。许多 19 个月大的婴幼儿已经能够了解方向词，例如上面、下面、里面、外面等	读绘本时不妨在句尾停顿一下，看看会发生什么。例如阅读《晚安，月亮》时这样读："在绿色的大房间里，有个电话和红色的……""气球！"婴幼儿可能会大声喊出。另外，要尽量详细地进行描述，这有助于增加婴幼儿的词汇量
20 个月	开始说有意义的句子：词汇量增加，能说出 3～5 个字的简单短句，热衷于模仿他们听到的词语	用充满爱的鼓励方式与婴幼儿进行交流，不要忘记声音的魔力，婴幼儿会非常喜欢听到你模仿警报器声响、动物叫声等
21 个月	开始注意细节：不仅能说出身体部位的名称，还会指向布娃娃身上的相应部位；开始着迷于微小事物和细节，尤其是能爬行的虫子；会耐心地独自看一本书，指着书上的内容喃喃自语	为婴幼儿提供丰富的素材。例如《晚安，大猩猩》等优秀绘本中就包含丰富的细节。此外，儿歌和手指表演可以激发婴幼儿的语言表达和思维活动，家长可尝试用手指表演给婴幼儿看

（续表）

年龄	特点	训练方法
22个月	倾听和模仿：大约会说30个词语，开始模仿成人的讲话语调。当你惊呼"太棒了！"，宝宝会以相似的语音语调模仿你；能唱儿歌，即使他不能说出所有的词语，也会重复一些熟悉的歌曲，甚至尝试模仿曲调	听力对于语言发展至关重要。家长可为婴幼儿朗读带有重复词汇或短语的儿童读物（比如小熊宝宝系列绘本），并请他跟着说出几个词语
23个月	词汇爆发期：能够遵循简单的两步指令了，例如"来这里坐下，妈妈给你穿鞋子"	拓展婴幼儿的书单，不妨为婴幼儿选择一些包含较多元素的绘本。 阅读时偶尔停下来问婴幼儿关于绘本中的问题（"这是什么东西？小猫在做什么？宝宝在哪里？"），让他有机会说出他能说出的词语或短句
24个月	开始提问：会主动问一些问题，也喜欢回答简单问题。自我意识在不断增强，会抓住一切机会来告诉你他喜欢什么，不喜欢什么 婴幼儿可能每天都会说出一个新词，说出许多他经常看到的事物，包括家里的物品（床、门）、动物（狗、鸟、鱼）和熟悉的人	利用童谣和其他形式的文字游戏同婴幼儿一起玩耍。婴幼儿喜欢重复听故事，家长可为婴幼儿大声朗读节奏感强的童谣

模块四　19～24个月婴幼儿身心发展及保育　　　119

任务四　帮助明明集中注意力

1. 任务描述

2 岁的明明在客厅跟妈妈一起看绘本《我爸爸》。妈妈正在阅读绘本上的文字，可是明明没等妈妈读完前一页，就翻到后面一页，原来他最喜欢爸爸有很大力气的那一页。妈妈却坚持要一页一页地给明明读完所有文字。明明不停地摆弄绘本，觉得没意思了就拿起旁边的小熊玩具，妈妈生气地把小熊拿走，明明又拿起了玩具筐里的小汽车。妈妈见到此状，赶紧把其他玩具全收了起来，想要带明明到书房去读绘本。但是妈妈从明明手上拿走小汽车时他就开始哭闹，妈妈只好把玩具还给了他。

（1）明明在阅读绘本时有什么表现？明明在注意力方面表现出哪些特点？ 19～24个月婴幼儿在注意力方面有哪些特点？（完成工作表单 1）

（2）案例中妈妈的处理方式是否科学？培养婴幼儿注意力时应该注意哪些？（完成工作表单 2）

（3）婴幼儿认知能力对于婴幼儿注意力发展起关键作用，作为明明的家庭指导老师，请你根据训练方案写出操作准备。（完成工作表单 3）

2. 工作表单

工作表单 1 见表 4-17。

表 4-17

工作表单 1	明明注意力发展的特点	姓名		学号	
		评分人		评分	
1. 明明在阅读绘本时的表现是_____					
_____					
_____					
_____					
_____					

（续表）

工作表单 1	明明注意力发展的特点	姓名		学号	
		评分人		评分	

2. 明明在注意力方面表现出的特点有：

① _____

_____

② _____

_____

3. 19～24 个月婴幼儿在注意力方面有哪些特点？

①婴幼儿注意力的特点：_____

_____

②婴幼儿_____进入注意力敏感期；

注意范围_____，稳定性_____；注意力的发展具有_____；依靠活动进行，需要成人_____。

工作表单 2 见表 4-18。

表 4-18

工作表单 2	培养 19～24 个月婴幼儿注意力的科学方法	姓名		学号	
		评分人		评分	

1. 案例中妈妈的处理方式是否科学？

案例中妈妈的处理方式是_____

_____

_____

2. 培养婴幼儿注意力应该注意哪些？

_____

_____

_____

模块四　19～24个月婴幼儿身心发展及保育　　121

工作表单 3 见表 4-19。

表 4-19

工作表单 3	培养 19～24 个月婴幼儿注意力的训练方案	姓名		学号	
		评分人		评分	

操作准备

　　①_____

　　婴幼儿的座位必须软硬适中，摩擦力不可过大或过小，四周家具如有尖角，需用软性材料包起来。

　　②_____

　　成人除去手上、身上不利于活动的饰品，衣着要便于与婴幼儿一起活动。婴幼儿脱去宽大的外套，检查婴幼儿的尿布，如一次性尿布需观察是否需要更换，放松手脚。在活动过程中需要增减婴幼儿的衣服。选择婴幼儿清醒、情绪愉悦时进行。

语言动作练习的活动与游戏

　　选取几张不同图片或几本绘本，可区分大小，颜色鲜明。在展示图片或阅读绘本时注意与婴幼儿进行交流，注意婴幼儿的表情神态，注视时间较长说明婴幼儿对该图片的"偏爱"。使用语言引导婴幼儿说出图片内容。

3. 反思评价

（1）通过本任务的学习，想一想，面对 2 岁婴幼儿注意力不集中的情况，我们是否有必要强制婴幼儿坐在板凳上不动呢？为什么？

（2）请你对本次任务进行评价，填写表 4-20。

表4-20

评价内容	自　　评
课堂活动参与度	☆ ☆ ☆ ☆ ☆
小组活动贡献度	☆ ☆ ☆ ☆ ☆
学习内容接受度	☆ ☆ ☆ ☆ ☆

4. 学习支持

19 ～ 24 个月婴幼儿注意力的发展特点及训练方法如表 4-21 所示。

表4-21

年龄	发展特点	训练方法
19 ～ 24 个月	婴幼儿注意力的发展特点：范围小，稳定性差，注意力发展存在个体差异性	活动名称：谁能看得清。 1. 准备 （1）婴幼儿：精神状况良好，情绪稳定。 （2）环境：干净、舒适。 （3）活动准备：黑白棋子、两个小盒子。 2. 计划 （1）婴幼儿能顺利完成各项活动。 （2）婴幼儿能积极参加活动。 3. 实施步骤 （1）指导老师将桌椅摆放好，向婴幼儿问候，与婴幼儿面对面坐在小椅子上。指导老师拿出黑白棋子，引起婴幼儿兴趣。 （2）让婴幼儿分清黑白棋子，分别放在不同的盒子里。 （3）指导老师讲解活动规则。 （4）活动时，指导老师手里随意拿出 5 个以内的黑棋子，摊开手掌 1 秒钟左右收回，请婴幼儿说出棋子是几颗。一定时间内，婴幼儿能看清的棋子越多，其注意力的范围也就越大。 （5）指导老师还可加入一些白棋子，要求婴幼儿说出黑、白棋子的数量，提高游戏刺激性。 注意事项： （1）活动前，注意检查准备情况； （2）活动中，语言轻柔，指令明确，指导婴幼儿有耐心； （3）活动后，和婴幼儿一起整理物品，认可婴幼儿在活动中的表现

模块四　19～24个月婴幼儿身心发展及保育　　123

任务五　帮助欢欢提高记忆力

1. 任务描述

欢欢 2 岁了，上一星期日欢欢的父母带她去了郊外的动物园，看了猩猩、大象、老虎、猴子等动物，她对动物园里的各种动物充满好奇。星期五晚上，欢欢妈妈正和欢欢一起看动物世界，当电视里出现小猴子的时候，欢欢从沙发上跳了起来，开始模仿小猴子挠痒痒的动作；一会儿电视里又出现了老虎，欢欢马上说"老虎"，然后开始模仿老虎的叫声"啊呜"；看到大象的时候，欢欢就摸摸自己的鼻子，并指出大象长长的鼻子。一个星期之前在动物园里看到的动物欢欢记住了好几个。之后，在小区里遇到各种宠物狗的时候，妈妈都会停下来跟小狗打招呼，欢欢就会模仿小狗的叫声。

（1）结合案例，请你列出欢欢表现出的记忆力的哪些特点？在该年龄段的婴幼儿，记忆力发展还会表现出哪些特点？（完成工作表单 1）

（2）案例中，欢欢妈妈看到欢欢模仿动物的动作和叫声时，妈妈做了哪些支持欢欢记忆力发展的事情？你认同欢欢妈妈的做法吗？为什么？（完成工作表单 2）

（3）假如你是欢欢的家庭指导老师，请你设计一个科学合理的训练方案促进婴幼儿记忆力的发展。（完成工作表单 3）

2. 工作表单

工作表单 1 见表 4-22。

表 4-22

工作表单 1	19～24 个月婴幼儿记忆力发展的特点	姓名		学号	
		评分人		评分	
1. 结合案例，请你列出欢欢表现出的记忆力的哪些特点？					
①_____					
②_____					
③_____					

（续表）

工作表单 1	19～24 个月婴幼儿记忆力发展的特点	姓名		学号	
		评分人		评分	

2. 在该年龄段的婴幼儿，记忆力发展还会表现出哪些特点？

　　随着婴幼儿脑容量的增加，1 岁以上的婴幼儿记忆力开始增强，尤其 2 岁以后的婴幼儿，记忆力迅速增强，已经能够长久地记忆他经历的一些事情。这个年龄阶段的婴幼儿记忆发展的特点有：

①以_____为主，_____占主导地位；

②记忆内容在头脑中保存时间_____；记忆活动易受_____影响；

③_____；

④_____。

　　工作表单 2 如表 4-23 所示。

表 4-23

工作表单 2	剖析欢欢妈妈的教育行为	姓名		学号	
		评分人		评分	

1. 案例中，欢欢妈妈看到欢欢模仿动物的动作和叫声时，妈妈做了哪些支持欢欢记忆力发展的事情？

_____

_____

_____

_____

_____

2. 你认同欢欢妈妈的做法吗？为什么？

_____

_____

_____

_____

_____

模块四 19～24个月婴幼儿身心发展及保育　　125

工作表单3如表4-24所示。

表4-24

工作表单3	促进19～24个月婴幼儿记忆力发展的活动方案	姓名		学号	
		评分人		评分	

游戏目标：

　　①锻炼婴幼儿_____的能力。

　　②通过亲子游戏，促进婴幼儿与_____的情感。

游戏名称：猜猜我是谁？

游戏准备：_____。

活动过程：

　　①婴幼儿与父母观看动物小卡片并模仿动物的叫声、动作；

　　②通过叫声、动作来猜猜动物的名称。

注意事项：

　　注意观察，引导婴幼儿，做模仿动作时注意安全。

　　请写出以上游戏设计中的目标和准备，小组共同讨论，帮助欢欢父母设计一个能够促进欢欢记忆力发展的亲子游戏

3. 反思评价

（1）有时候婴幼儿记不住前一天发生的事情，却能记住一个星期前的事情，如何理解这种现象呢？

_____

_____

_____

（2）请你对本次任务进行评价，填写表4-25。

表 4-25

评价内容	自 评
课堂活动参与度	☆ ☆ ☆ ☆ ☆
小组活动贡献度	☆ ☆ ☆ ☆ ☆
学习内容接受度	☆ ☆ ☆ ☆ ☆

4. 学习支持

19 ~ 24 个月婴幼儿记忆力的发展特点及训练方法如表 4-26 所示。

表 4-26

年龄	发展特点	训练方法
19 ~ 24 个月	婴幼儿记忆力的发展特点： 1. 有长久记忆 2. 记得少忘得快 3. 记忆缺乏目的性	活动名称：认识积木。 1. 准备： （1）婴幼儿：精神状况良好，情绪稳定。 （2）环境：干净、整洁、安静。 （3）准备各种形状、颜色的积木，印有不同积木组合的图片。 2. 适宜年龄：19 ~ 24 个月。 3. 活动过程： （1）照护者将桌椅摆放好，向婴幼儿问候，与婴幼儿面对面坐在小椅子上。 （2）照护者出示红色、黄色、蓝色的圆形、正方形、三角形的积木。 （3）婴幼儿熟悉积木，通过手的接触，感受积木的质地；通过观察，能够感受积木的形状和颜色。 （4）照护者引导婴幼儿将相同颜色的积木放在一起。 （5）照护者引导婴幼儿将相同形状的积木放在一起。 （6）照护者出示印有不同颜色、不同形状积木组合的图片，引导婴幼儿按图片要求放置积木。 4. 活动结束：整理物品，洗手，记录。 注意事项： （1）活动前，注意检查准备情况； （2）活动中，语言轻柔，指令明确； （3）活动后，和婴幼儿一起整理物品，认可婴幼儿在活动中的表现。

模块四　19～24个月婴幼儿身心发展及保育

127

任务六　促进冬冬情绪情感多样发展

1. 任务描述

冬冬马上就 2 岁了，邻居家的乐乐 2 岁半了。这天冬冬妈妈邀请乐乐一家人来家里玩，冬冬和乐乐一起玩玩具，玩得不亦乐乎。可没一会儿，冬冬大声地喊道："我的，我的！"妈妈赶忙跑过去看，原来是因为自己喜欢的小兔子玩具被乐乐拿着玩，冬冬涨红了小脸，一边大声喊"我的"，一边要抢回自己的玩具。冬冬妈妈说"乐乐是客人，咱们先让客人玩，好不好？"乐乐妈妈说："乐乐你让着弟弟，好不好？"可是两个小朋友都愤愤不平的，互不相让。后来冬冬妈妈说："让孩子们自己玩吧！"没过几分钟，又传来了两个小朋友咯咯的笑声。

（1）结合案例，请你分析冬冬情感情绪发展有什么特点？ 19～24 个月婴幼儿情绪情感发展有哪些特点？情绪情感发展对婴幼儿个体发展有什么意义？（完成工作表单 1）

（2）冬冬妈妈看到冬冬跟小伙伴发生争执，她做了哪些支持冬冬情绪情感发展的事情？你认同冬冬妈妈的做法吗？为什么？如果你是冬冬的父母，你还会怎样促进冬冬情绪情感发展？如果你是冬冬的家庭指导老师，为了促进冬冬情绪情感发展，你还会做什么？（完成工作表单 2）

（3）请根据活动方案写出活动准备及注意事项。（完成工作表单 3）

2. 工作表单

工作表单 1 如表 4-27 所示。

表 4-27

工作表单 1	19～24 个月婴幼儿情感情绪发展的特点	姓名		学号	
		评分人		评分	
1. 冬冬情绪情感发展的特点是_____					

（续表）

工作表单 1	19～24 个月婴幼儿情感情绪发展的特点	姓名		学号	
		评分人		评分	

2. 19～24 个月婴幼儿情绪情感发展的特点有：

① 19～24 个月婴幼儿处于_____；

② 19～24 个月婴幼儿情感发展的特点有_____、_____、_____。

③婴幼儿的情绪表达方式有：_____、_____、_____。

3. 情绪情感发展对婴幼儿个体发展的意义：

①使婴幼儿_____得以生存；

②对婴幼儿_____起到激发推动或是干扰阻碍作用；

③是婴幼儿_____的重要手段；

④极大影响_____形成。

工作表单 2 如表 4-28 所示。

表 4-28

工作表单 2	剖析冬冬父母的教育行为	姓名		学号	
		评分人		评分	

1. 冬冬妈妈看到冬冬跟小伙伴发生争执，她做了哪些支持冬冬情绪情感发展的事情？

①_____；

②_____。

2. 你认同冬冬妈妈的做法吗？为什么？如果你是冬冬的父母，你还会怎样促进冬冬情绪情感发展？

_____

_____

3. 如果你是冬冬的家庭指导老师，为了促进冬冬情绪情感发展，你还会做：_____

_____

_____

工作表单 3 和表 4-29 所示。

表 4-29

工作表单 3	促进 19～24 个月婴幼儿情绪情感发展的活动方案	姓名		学号	
		评分人		评分	

请根据以下活动方案写出活动准备及注意事项。

活动名称：我的表情会说话。

活动目标：在听听、玩玩的过程中，引导婴幼儿用面部表情或肢体动作来表达自己的情绪。

活动准备：____________、____________、安静舒适的环境。

活动过程：

（1）播放音乐，和婴幼儿欢快地进行游戏。

（2）根据音乐内容，引导婴幼儿一起做快乐拍手、生气噘嘴、着急跺脚、高兴大声笑等表情和动作，表达相应情绪。

（3）和婴幼儿一起玩我说你做的游戏，妈妈说“笑”，婴幼儿做笑的表情，说“生气”婴幼儿做噘嘴的动作。

注意事项：

（1）创设____________的亲子交往氛围。

（2）活动前，能初步对快乐、生气、着急、高兴的情绪有所理解；在活动中，成人配上有趣的动作、夸张的腔调，效果会更好

3. 反思评价

（1）都说“孩子的脸，六月的天”，你是如何理解这句话的呢？

____

____

____

（2）请你对本次任务进行评价，填写表4-30。

表4-30

评价内容	自 评
课堂活动参与度	☆ ☆ ☆ ☆ ☆
小组活动贡献度	☆ ☆ ☆ ☆ ☆
学习内容接受度	☆ ☆ ☆ ☆ ☆

4. 学习支持

19～24个月婴幼儿情感情感的发展特点及训练方法如表4-31所示。

表4-31

年龄	发展特点	训练方法
19～24个月	婴幼儿情感情绪的特点：易感性、易变性和冲动性	游戏名称：表情卡。 适宜年龄：19～24个月。 游戏目标：在看看、学学、找找脸部表情的过程中，引导婴幼儿尝试区别不同的表情。 游戏准备：表情图片、安全舒适的环境。 游戏过程： （1）出示图片，让婴幼儿观察图片上的脸部表情。 （2）"宝宝，你知道这个人在做什么表情吗？"引导婴幼儿说出自己看到的人物表情并鼓励婴幼儿进行模仿，如"哈哈笑""哇哇哭""噘嘴"等。 （3）家长和婴幼儿面对面做表情游戏，引导婴幼儿区别高兴、生气、哭等表情，并进行相应的语言描述。 温馨提示： 游戏开始前选择的图片应形象具体。婴幼儿在模仿他人表情时，家长要给予及时回应，配合语言帮助婴幼儿理解不同表情所表达的情绪

模块四　19～24个月婴幼儿身心发展及保育　131

任务七　帮助小宇促进社会性行为发展

1. 任务描述

2岁的小宇晚饭后和妈妈在公园里散步、游玩，公园里有很多小朋友在一起玩耍。妈妈对小宇说："宝贝，咱们跟那些小朋友一起玩好不好？"小宇站在原地没动。妈妈拉着小宇的手往小朋友中间走，希望小宇结识更多的朋友，可是小宇却躲在妈妈的身后。小宇拉着妈妈的手，往别的地方走，妈妈只能跟着小宇向其他方向走去。晚上，妈妈带小宇到他的好朋友鹏鹏家做客，小宇一见面就松开妈妈的手，和鹏鹏一起开心地在客厅玩玩具，并没有邀请妈妈一起参与玩耍。在游戏的过程中，小宇遇到不合意的时候就马上哭闹。在这个时候，小宇妈妈总会巧妙介入，两个小伙伴又很开心玩了起来。

（1）结合案例，陈述社会性行为的概念。小宇社会性行为发展的特点有哪些？19～24个月婴幼儿社会性行为发展还有哪些特点？（完成工作表单1）

（2）案例中，小宇妈妈分别用了什么方法来促进小宇社会性行为发展的呢？你认同妈妈的做法吗？为什么？（完成工作表单2）

（3）假如你是小宇的家庭指导老师，请你为小宇的社会性行为发展提供教育建议。（完成工作表单3）

2. 工作表单

工作表单1如表4-32所示。

婴幼儿身心发展与保育

表 4-32

工作表单 1	19～24 个月婴幼儿社会性行为发展的特点	姓名		学号	
		评分人		评分	

1. 社会性行为的概念:

作为社会成员的个体,为了适应＿＿＿＿＿＿＿＿所表现出的心理和行为特征,也就是人们为了适应社会生活形成符合社会传统习俗的行为方式。

2. 小宇社会性行为发展的特点有哪些?

＿＿＿

＿＿＿

3. 19～24 个月婴幼儿社会性行为发展的特点:

(1)＿＿＿＿＿＿＿＿＿＿的发展;

(2)＿＿＿＿＿＿＿＿＿＿的发展;

(3)＿＿＿＿＿＿＿＿＿＿的发展;

(4)＿＿＿＿＿＿＿＿＿＿的发展;

(5)＿＿＿＿＿＿＿＿＿＿的发展

工作表单 2 如表 4-33 所示。

表 4-33

工作表单 2	剖析小宇妈妈的教育行为	姓名		学号	
		评分人		评分	

1. 案例中,小宇妈妈分别用了什么方法来促进小宇社会性行为发展的呢?

＿＿＿

＿＿＿

＿＿＿

2. 你认同妈妈的做法吗?为什么?

＿＿＿

＿＿＿

＿＿＿

模块四　19～24个月婴幼儿身心发展及保育　　133

工作表单 3 如表 4-34 所示。

表 4-34

工作表单 3	促进 19～24 个月婴幼儿社会性行为发展的教育建议	姓名		学号	
		评分人		评分	

通过小组共同讨论，（也可上网搜索资料）为小宇的社会性行为发展提供教育建议。

1. _____

被同伴拒绝的婴幼儿，很多是因为他们不懂得交往规则。比如在参与团体游戏时，个别婴幼儿不懂得"轮流"规则，只想自己先玩个够；小朋友们一起商量做某项活动时，个别婴幼儿不知道"协商"或"少数服从多数"，一味要求按自己的想法做。为此，父母在日常生活中，不妨制定明确的交往规则，要求婴幼儿遵从。

2. _____

父母可教婴幼儿学习一些具体的社交策略。例如，对于矛盾型和回避型的婴幼儿，父母可以直接教他们学习社交策略。比如当婴幼儿想加入其他人的游戏时，可以教婴幼儿友好地向他人询问："我可以参加你们的游戏吗？""我想和你们一起玩，可以吗？"或者教婴幼儿注意观察其他小朋友，当有小朋友在游戏过程中出现麻烦，如搬不动物品时，可让婴幼儿主动上前提供帮助。

3. _____

父母还可以创造一些具体活动，吸引婴幼儿走到一起共同活动。交往需要情境，对婴幼儿而言，交往的最好前提是共同做某项彼此都感兴趣的事情。比如，妈妈可以准备一些沙包，教婴幼儿做丢沙包的游戏。父母在活动中，观察婴幼儿与同伴交往的表现，从而有针对性地进行交往能力培养。

4. _____

在同伴交往中，对他人情绪的正确感受和积极反应是交往的基础。教婴幼儿敏感地判别他人的情感变化，是父母应当重视的事情。在日常生活中，父母可以通过游戏的方式教婴幼儿观察他人的各种情绪变化是如何通过脸部表情及肢体动作来表现的；还应注意引导婴幼儿，学会思考自己的行为对他人可能造成怎样的影响。例如，可以问问婴幼儿："如果你是对方，这时你会怎么想？是高兴还是生气？"

3. 反思评价

（1）很多婴幼儿在外面不敢和小朋友一起玩，在家里却特别活泼好动，你是如何看待这种现象呢？

（2）请你对本次任务进行评价，填写表 4-35。

表 4-35

评价内容	自　评
课堂活动参与度	☆ ☆ ☆ ☆ ☆
小组活动贡献度	☆ ☆ ☆ ☆ ☆
学习内容接受度	☆ ☆ ☆ ☆ ☆

4. 学习支持

19 ～ 24 个月婴幼儿社会性行为的发展特点及训练方法如表 4-36 所示。

表 4-36

年龄	发展特点	训练方法
19～24个月	婴幼儿社会性行为发展有以下特点： （1）情景性；	游戏名称：找同伴。 游戏目的： （1）能根据成人所讲的名字，在众多的人中找出这个同伴。 （2）愿意参加游戏。 游戏准备：让婴幼儿逐渐熟悉同伴。 游戏过程： （1）家长坐在孩子身后。指导老师说："今天我们玩个游戏，叫'找小朋友'。先看看指导老师是怎么找的。"接着指导老师开始边走边拍手边唱儿歌"找一找，找一找，找找小明在哪里？"指导老师从孩子们面前一一走过，当走到小明面前时，指导老师拉住小明的手说："小明找到了！"然后问孩子们："老师找得对不对？找对了大家一起鼓掌。"

（续表）

年龄	发展特点	训练方法
	（2）模仿性； （3）自我性； （4）由不稳定向稳定发展	（2）婴幼儿、家长和指导老师一起玩游戏。 ①教师先请一名婴幼儿上前，问他要找哪个小朋友，等婴幼儿选定后，教师搀着婴幼儿边唱儿歌边去找朋友。家长边唱儿歌边带其他孩子一起有节奏地拍手。找到后，要拉好该同伴的手，由指导老师问大家找得对不对，找对了一起为他鼓掌，找错了要重新寻找，直到找对为止。 ②请2～3个家长和孩子一起做找朋友游戏，过程同①，可反复进行数次。 注意事项： （1）儿歌中的小朋友可以根据具体要找的人进行替换。 （2）鼓励婴幼儿参与活动

模块五　25～36个月婴幼儿身心发展及保育

一、模块概述

25～36个月婴幼儿身心各方面都有了很大的发展，但他们在这一年龄阶段的身心发展仍有别于其他阶段。本模块主要围绕婴幼儿粗大动作、婴幼儿精细动作、婴幼儿语言、婴幼儿注意力、婴幼儿记忆力、婴幼儿情绪情感及婴幼儿社会性行为7个方面，从不同维度引导同学们对25～36个月婴幼儿身心发展的特点及保育要点进行思考和学习。

在粗大动作发展方面，这一时期幼儿以技能运动为主，包括跑、跳、投掷、单脚站立、翻滚、走平衡木、抛物接物，以及利用器械进行运动，如坐滑梯、荡秋千、蹬童车等。

在精细动作发展方面，这一时期婴幼儿主要发展拧、剪、扣、折、画等动作。

在语言发展方面，25个月以后，婴幼儿开始学习运用符合语法规则的完整语句更为准确地表达思想。许多研究表明，25～36个月是婴幼儿口语发展的关键期，其句法发展的过程是从无修饰语的简单句到有修饰语的简单句再到复杂句。

在注意力发展方面，整个婴幼儿阶段，无意注意一直占主导地位。随着年龄的增长，婴幼儿管理注意力的能力逐渐增强，能更迅速地接收信息。研究表明，24个月时婴幼儿能集中注意力10～12分钟，30个月时能集中注意力10～20分钟。3岁婴幼儿的有意注意开始发展，他们开始能够服从成人提出的活动任务，即出现了有意注意的萌芽。

在记忆力方面，婴幼儿时期，无意识记占据优势，有意识记还处在逐步发展阶段。

模块五 25～36个月婴幼儿身心发展及保育

首先，形象记忆的效果高于语词记忆。形象记忆是借助具体形象的识记，如婴幼儿根据直觉形象来记忆、确认父母的容貌。其次，以机械记忆为主。由于年龄小，婴幼儿缺乏必要的知识和经验，他们在记忆中往往只能根据材料的外部联系，采用简单重复的方式进行机械识记。

在情绪情感方面，这一年龄阶段婴幼儿情绪情感的特点是冲动、易变、外露，年龄越小越突出。婴幼儿的情绪更多受外部环境变化的影响，而不是由稳定的主观心态掌控。

在社会性行为发展方面，随着25～36个月龄婴幼儿身心进一步发展，其社会性行为如交往行为、适应行为的发展变得比以往更为需要。他们交往对象不仅仅是父母等家人，他们更需要走出家庭，与外界产生联系，并逐步提升自身社会适应能力。对于25～36个月婴幼儿而言，社会适应能力主要体现在生活自理能力，比如进食、穿衣、大小便控制等方面；交往能力主要体现在与家人交往、与同伴交往、与陌生人交往等方面。

二、知识要求与技能要求

本模块的知识要求与技能要求见表5-1。

表5-1

工作任务	要求	具体内容
促进悦悦技能运动发展	知识要求	1. 熟悉25～36个月婴幼儿粗大动作发展的特点 2. 了解国内关于婴幼儿粗大动作发展与指导的相关研究成果
	技能要求	1. 能对25～36个月婴幼儿进行粗大动作发展引导保育和训练 2. 能够结合所学知识尝试甄别优秀游戏案例
促进西西手指灵活性发展	知识要求	1. 熟悉25～36个月婴幼儿精细动作发展的特点 2. 了解促进25～36个月婴幼儿精细动作发展的游戏
	技能要求	1. 能对25～36个月婴幼儿进行精细动作发展的训练 2. 能够结合所学知识尝试甄别优秀游戏案例

（续表）

工作任务	要求	具体内容
提高悠悠语言表达的准确性	知识要求	1. 熟悉 25～36 个月婴幼儿语言发展的特点 2. 知道对 25～36 个月婴幼儿进行语言教育的原则
	技能要求	1. 能运用科学的方法对 25～36 个月婴幼儿进行语言训练 2. 能够结合所学知识尝试甄别优秀游戏案例
培养田田注意力的稳定性	知识要求	1. 熟悉 25～36 个月婴幼儿注意力发展的特点 2. 了解促进 25～36 个月婴幼儿注意力发展的相关游戏
	技能要求	1. 能根据案例分析给予家长正确的教育建议 2. 能够结合所学知识尝试甄别优秀游戏案例
提高石头记忆力的发展	知识要求	1. 熟悉 25～36 个月婴幼儿记忆力发展的特点 2. 了解促进 25～36 个月婴幼儿记忆力发展的游戏
	技能要求	1. 能对 25～36 个月婴幼儿进行科学的记忆力训练 2. 能够结合所学知识尝试甄别优秀游戏案例
正确处理菲菲哭闹情绪	知识要求	1. 熟悉 25～36 个月婴幼儿情绪情感发展的特点 2. 了解促进 25～36 个月婴幼儿情绪情感发展的游戏
	技能要求	1. 能培养 25～36 个月婴幼儿良好的情绪情感 2. 能够结合所学知识尝试甄别优秀游戏案例
帮助心心交朋友	知识要求	1. 熟悉 25～36 个月婴幼儿社会性行为发展的特点 2. 了解 25～36 个月婴幼儿社会性行为发展的相关理论
	技能要求	1. 能对 25～36 个月婴幼儿社会性行为发展进行训练 2. 能够结合所学知识尝试甄别优秀游戏案例

模块五　25～36个月婴幼儿身心发展及保育　　139

三、工作任务

任务一　促进悦悦技能运动的发展

1. 任务描述

2岁半的悦悦自从学会走路后就变成一个"小小活动家"。在家里，她经常像"大扫荡"一样，有时候钻进大衣柜把衣服都拿出来，有时候钻到床底下取出床下的各种物品。

她发现妈妈梳妆柜上有好多漂亮的瓶瓶罐罐，想用手拿瓶子却够不着的时候，她搬来小板凳，踩着板凳爬上梳妆柜拿到瓶子。

最近悦悦还特别喜欢把小皮球和其他积木玩具扔进水桶里。妈妈看到后，就给悦悦买了一个儿童篮球架。爸爸下班后也会和悦悦一同玩投篮游戏，悦悦开始只会抱着球走到篮球架旁边将球扔进去，后来慢慢学会双手抱球举高后投球。

（1）结合案例，请你列出体现悦悦粗大动作发展状况的内容，这一年龄阶段婴幼儿粗大动作发展有什么特点？（完成工作表单1）

（2）看到悦悦喜欢扔玩具进水桶的现象，悦悦父母做出了哪些支持悦悦粗大动作发展的事情？你认同悦悦父母的做法吗？为什么？（完成工作表单2）

（3）根据此阶段婴幼儿粗大动作发展的特点，请将游戏方案中的目标填写完整。（完成工作表单3）

2. 工作表单

工作表单 1 ～ 3 分别见表 5-2、表 5-3 和表 5-4。

表 5-2

工作表单 1	25 ～ 36 个月幼儿粗大动作发展的特点	姓名		学号	
		评分人		评分	

1. 结合案例，请你列出体现悦悦粗大动作发展状况的内容？

案例中体现悦悦粗大动作发展状况的内容是：

（1）_____

（2）_____

（3）_____

（4）_____

2. 这个年龄阶段婴幼儿粗大动作发展有什么特点？

（1）这一时期婴幼儿以_____为主，包括跑、跳、投掷、单脚站立、翻滚、走平衡木、抛物接物，以及利用器械进行运动，如坐滑梯、荡秋千、蹬童车等。

（2）这一时期婴幼儿多数能够并足在_____，但跳得不高，也可以独自_____数秒。如果身体重心掌握得好，还可以稳稳地单腿站立。

（3）能够_____有一定高度的障碍物，如_____纸盒、小木板等。

（4）可以不需扶手或栏杆独自_____，但是_____时还需要扶住栏杆或墙壁。

（5）双手运动则表现在可以_____

表 5-3

工作表单 2	剖析悦悦父母的教育行为	姓名		学号	
		评分人		评分	

1. 看到悦悦喜欢扔玩具进水桶的现象，悦悦父母做出了哪些支持悦悦粗大动作发展的事情？

悦悦父母支持悦悦粗大动作发展的行为有：

（1）_____

_____；

（2）_____

_____

模块五　25～36个月婴幼儿身心发展及保育　　141

（续表）

工作表单2	剖析悦悦父母的教育行为	姓名		学号	
		评分人		评分	

2. 你认同悦悦父母的做法吗？为什么？如果你是悦悦的父母，你还会怎样促进悦悦的粗大动作发展？

（1）我＿＿＿＿＿＿＿＿＿＿悦悦父母的做法，因为＿＿＿＿＿＿＿＿＿＿＿＿＿＿＿＿＿＿＿

＿＿＿

＿＿＿。

（2）如果我是悦悦的父母，为了促进悦悦粗大动作发展，我还会做：＿＿＿＿＿＿＿＿＿＿＿＿

＿＿＿

＿＿＿

＿＿＿

表5-4

工作表单3	促进婴幼儿投掷动作发展的游戏方案	姓名		学号	
		评分人		评分	

根据25～36个月婴幼儿粗大动作发展的特点，请将游戏设计中的目标填写完整。

【游戏名称】

　　抛接球亲子游戏。

【游戏目标】

　　（1）锻炼婴幼儿＿＿＿＿＿＿＿＿＿的能力。

　　（2）通过亲子游戏，促进婴幼儿与＿＿＿＿＿＿＿＿＿的情感。

【游戏准备】沙包若干、篮子若干。

【玩法】

　　（1）宝宝从起点用膝盖夹沙包双脚跳；

　　（2）跳到指定地点将沙包投/抛到对面的篮子内，游戏反复进行5次；

　　（3）以接住沙包最多者为胜。

【注意事项】

　　严格遵守游戏规则，每次运一个沙包，注意安全

3. 反思评价

（1）学习本任务后，你觉得25～36个月婴幼儿是否可以开始进行专业的舞蹈训练？请说说你的理由。

（2）请你对本次任务进行评价，填写表5-5。

表5-5

评价内容	自　评
课堂活动参与度	☆ ☆ ☆ ☆ ☆
小组活动贡献度	☆ ☆ ☆ ☆ ☆
学习内容接受度	☆ ☆ ☆ ☆ ☆

4. 学习支持

25～36个月婴幼儿粗大动作发展的特点

这一时期婴幼儿以技能运动为主，包括跑、跳、投掷、单脚站立、翻滚、走平衡木、抛物接物，以及利用器械进行运动，如坐滑梯、荡秋千、蹬童车等。多数能够并足在原地跳动，但跳得不高，也可以独自单腿站立数秒。如果身体重心掌握得好，还可以稳稳地单腿站立。能够跨过有一定高度的障碍物，如跨过纸盒、小木板等。可以不需扶手或栏杆独自一阶、一阶地上楼梯，但是下楼梯时还需要扶住栏杆或墙壁。双手运动则表现在可以抛球2～3米，还能接住滚动的小球。

模块五　25～36个月婴幼儿身心发展及保育　143

【活动案例】长高了、变矮了

【活动目的】

（1）练习踮脚和下蹲动作，发展平衡能力。

（2）学习按口令做相应的动作。

（3）能积极参与游戏。

【活动过程】

1. 比高矮

请1名家长与指导老师站在一起，指导老师问："我们两人谁高，谁矮？他怎么会变矮了？"孩子回答后，指导老师踮脚，并举起双手。"现在我又长高了！这游戏好玩吧！它叫长高了，变矮了！"

2. 玩游戏

全体孩子站成1个圆圈，彼此之间隔开一定距离。指导老师站在圆圈中间说"长高了！"请全体孩子踮起脚尖，举起双手。"变矮了！"孩子将双手放下，随即蹲下。游戏开始时，指导老师讲慢一些，并检查每个孩子的动作，请家长帮助指导。当孩子逐步掌握后，可加快节奏，训练孩子的快速反应能力。

【注意事项】

有些孩子双脚踮不起来，指导老师不要强求他们做到位。

婴幼儿身心发展与保育

任务二　促进西西手指灵活性发展

1. 任务描述

西西是一个活泼好动的 25 个月大的男宝宝，他特别喜欢模仿成人做一些事情。例如，妈妈刚刚用杯子接水，西西立马跟在后面模仿妈妈用手按下饮水机上的按钮，只是水杯快满了，西西却手忙脚乱，不知道如何关上，导致水撒了一地。妈妈看到之后，连忙过来关闭出水开关，幸好西西打开的是冷水。妈妈告诫西西以后不要在饮水机处接水，想喝水告诉妈妈。

西西看到妈妈用剪刀之后，自己也想用剪刀，于是偷偷拿起剪刀。找不到什么东西可剪的，就把自己的头发剪得乱七八糟的。妈妈发现后哭笑不得，于是把剪刀也藏起来了。

（1）案例中西西精细动作的发展都表现在哪些方面？妈妈是如何做的？你如何评价妈妈的做法？为什么？（完成工作表单 1）

（2）结合案例，这个年龄阶段婴幼儿精细动作发展有哪些特点？妈妈还可以从哪些方面促进西西精细动作发展？（完成工作表单 2）

（3）根据此年龄段婴幼儿精细动作发展的特点，请你设计一个训练活动促进婴幼儿精细动作发展。（完成工作表单 3）

2. 工作表单

工作表单 1 如表 5-6 所示。

表 5-6

工作表单 1	25 ～ 36 个月婴幼儿精细动作发展的表现	姓名		学号	
		评分人		评分	
1.案例中西西精细动作发展都表现在哪些方面？妈妈是如何做的？					
案例中西西精细动作发展表现在＿＿＿＿＿＿＿＿＿＿＿＿＿＿＿＿＿＿＿＿＿＿＿＿＿＿＿＿＿＿					
＿＿					
＿＿					

模块五　25～36个月婴幼儿身心发展及保育　145

（续表）

工作表单1	25～36个月婴幼儿精细动作发展的表现	姓名		学号	
		评分人		评分	

妈妈的做法是＿＿＿＿＿＿＿＿＿＿＿＿＿＿＿＿＿＿＿＿＿＿＿＿＿＿＿＿＿＿＿

＿＿＿＿＿＿＿＿＿＿＿＿＿＿＿＿＿＿＿＿＿＿＿＿＿＿＿＿＿＿＿＿＿＿＿＿＿＿

＿＿＿＿＿＿＿＿＿＿＿＿＿＿＿＿＿＿＿＿＿＿＿＿＿＿＿＿＿＿＿＿＿＿＿＿＿＿

2. 你如何评价妈妈的做法？为什么？

西西妈妈的做法是＿＿＿＿＿＿＿＿，因为＿＿＿＿＿＿＿＿＿＿＿＿＿＿＿＿＿＿＿

＿＿＿＿＿＿＿＿＿＿＿＿＿＿＿＿＿＿＿＿＿＿＿＿＿＿＿＿＿＿＿＿＿＿＿＿＿＿

＿＿＿＿＿＿＿＿＿＿＿＿＿＿＿＿＿＿＿＿＿＿＿＿＿＿＿＿＿＿＿＿＿＿＿＿＿＿

＿＿＿＿＿＿＿＿＿＿＿＿＿＿＿＿＿＿＿＿＿＿＿＿＿＿＿＿＿＿＿＿＿＿＿＿＿＿

工作表单2如表5-7所示。

表5-7

工作表单2	25～36个月婴幼儿精细动作发展的特点	姓名		学号	
		评分人		评分	

1. 结合案例，25～36个月婴幼儿精细动作发展有哪些特点？

此年龄段婴幼儿精细动作发展的特点是，主要发展＿＿＿＿＿＿＿＿等动作，具体表现如下。

（1）25～30个月：搭积木能力增强，可以用＿＿＿＿＿＿＿＿＿＿＿，手眼协调能力、

＿＿＿＿＿＿＿＿＿的精细动作操作更完善。

（2）31～36个月：＿＿＿＿＿＿＿＿＿＿＿穿起来，自由、自主地搭积木、搭小桥。

（3）33个月可以模仿＿＿＿＿＿＿＿＿＿＿＿了。

（4）36个月可以模仿＿＿＿＿＿＿＿，书写横竖笔画。另外，可以折纸，难点是＿＿＿＿＿＿、

＿＿＿＿＿＿＿＿＿。

2. 妈妈还可以从哪些方面促进西西精细动作发展？

妈妈还可以从以下方面促进西西精细动作发展：＿＿＿＿＿＿＿＿＿＿＿＿＿＿＿＿＿

＿＿＿＿＿＿＿＿＿＿＿＿＿＿＿＿＿＿＿＿＿＿＿＿＿＿＿＿＿＿＿＿＿＿＿＿＿＿

＿＿＿＿＿＿＿＿＿＿＿＿＿＿＿＿＿＿＿＿＿＿＿＿＿＿＿＿＿＿＿＿＿＿＿＿＿＿

＿＿＿＿＿＿＿＿＿＿＿＿＿＿＿＿＿＿＿＿＿＿＿＿＿＿＿＿＿＿＿＿＿＿＿＿＿＿

工作表单 3 如表 5-8 所示。

表 5-8

工作表单 3	促进 25 ～ 36 个月婴幼儿精细动作发展的训练活动	姓名		学号	
		评分人		评分	

根据 25 ～ 36 个月婴幼儿精细动作发展的特点，请你设计一个训练活动促进婴幼儿精细动作发展。

【活动名称】画影子。

【活动对象】25 ～ 36 个月婴幼儿

【活动目标】培养婴幼儿的观察力，练习＿＿＿＿＿＿。

【活动准备】多种婴幼儿喜欢吃的饼干。

【活动方法】

（1）成人让婴幼儿看一看平时吃的饼干，引导婴幼儿说出＿＿＿＿＿＿。

（2）引导婴幼儿在纸上将＿＿＿＿＿＿。

（3）完成后鼓励婴幼儿描绘＿＿＿＿＿＿。

（4）贴着饼干轮廓线画出形状。

【指导与建议】指导婴幼儿紧贴着饼干轮廓画线

3. 反思评价

（1）经过本任务的学习，你认为 25 ～ 36 个月婴幼儿是否可以开始涂鸦练习呢? 说说你的理由。

（2）请你对本次任务进行评价，填写表 5-9。

模块五 25～36个月婴幼儿身心发展及保育 147

表 5-9

评价内容	自　评
课堂活动参与度	☆ ☆ ☆ ☆ ☆
小组活动贡献度	☆ ☆ ☆ ☆ ☆
学习内容接受度	☆ ☆ ☆ ☆ ☆

4. 学习支持

（1）25～36个月婴幼儿精细动作发展的特点如表 5-10 所示。

表 5-10

年龄	发展特点
25～36 个月	婴幼儿主要发展拧、剪、扣、折、画等动作
25～30 个月	搭积木能力增强，可以用细线串联扣子、珠子，手眼协调能力、两指捏取物体的精细操作更完善
31～36 个月	真正连续地把扣子串联起来，自由、自主地搭积木、搭小桥
33 个月	可以模仿画圆
36 个月	可以模仿画十字、书写横竖笔画；另外可以折纸，难点是压边、使用剪刀

（2）25～36个月婴幼儿精细动作训练原则。

①刺激性原则。在婴幼儿发展的不同时期，提供合适的刺激物，让婴幼儿有机会进行精细动作发展训练，通过触摸、抓握、拍打、敲打、拼插等动作训练，可以发展良好的感知觉和动作行为，促进大脑细胞发育和手眼协调能力。

②操作性原则。精细动作训练离不开配套的操作玩具，对于这些玩具，不是让婴幼儿自行玩耍，而是在成人的引导下，有步骤地进行操作，等婴幼儿掌握了操作技巧后就可以让婴幼儿自行玩耍。

③递进性原则。精细动作发展是由简单到复杂的过程，这是大脑发育逐渐成熟的过程，因此为婴幼儿提供玩具、学具时也需要遵循由简单到复杂的特点。

（3）25～36个月婴幼儿精细动作发展的训练方法。

【活动名称】小鱼游。

【活动对象】31～36个月婴幼儿。

【活动目标】培养婴幼儿初步的撕、捏、搓纸能力。

【活动准备】彩色手工纸、皱纹纸、丝带、橡皮筋、小鱼卡纸和头饰、《许多小鱼游游游》音乐。

【活动方法】

（1）成人鼓励婴幼儿动脑筋，用撕、捏、搓等方法为小鱼"穿花衣"，将装饰好的小鱼制作成小鱼头饰。

（2）婴幼儿头戴小鱼头饰，与老师一起玩"小鱼游"游戏。

【活动迁移】在家庭中还可以用一次性杯子、空的饮料瓶制作小鱼头饰。

模块五　25～36个月婴幼儿身心发展及保育

任务三　提高悠悠语言表达的准确性

1. 任务描述

悠悠是个活泼可爱的2岁女孩，每天都能像个"话匣子"一样说个不停。特别是当妈妈带着悠悠去公园玩的时候，她的小手一会儿指着公交车说着"公交车车"，一会儿看着草地上奔跑的小狗说"兜兜过来"……悠悠奶声奶气说的话让爸爸妈妈捧腹不已，因此家里的大人们便也经常模仿悠悠这种说话方式与之交流。有一次，悠悠一边着急地对着爸爸说"爸爸帮悠悠！爸爸帮悠悠拿水水得（喝）！"，一边用小手指着杯子示意爸爸帮忙。可爸爸开玩笑地学悠悠说话，逗得悠悠着急地哭起来。爸爸却不以为然，认为是悠悠太小气了，开不得玩笑。

（1）悠悠说话有什么特点？该年龄阶段婴幼儿语言发展有何特点？（完成工作表单1）

（2）对该年龄阶段婴幼儿进行语言教育应创设怎样的语言环境？（完成工作表单2）

（3）请你根据所学知识，可以借助图书馆的书籍或查阅网络资料给25～36个月婴幼儿家长推荐一个科学有趣的亲子训练活动。（完成工作表单3）

2. 工作表单

工作表单1如表5-11所示。

表5-11

工作表单1	25～36个月阶段婴幼儿语言发展的特点	姓名		学号	
		评分人		评分	

悠悠说话有什么特点？25～36个月婴幼儿语言发展有何特点？

（1）悠悠会说_____，比如"公交车车""喝水水"；悠悠还会说一些_____的句子，例如"_____"。

（2）该年龄阶段婴幼儿语言发展有以下特点：

24个月婴幼儿的话语大部分是_____，36个月婴幼儿的话语基本上是_____。句法发展的过程是从无修饰语的简单句到有修饰语的简单句再到复杂句。

_____个月后，婴幼儿开始学习运用符合语法规则的完整句更为准确地表达思想。许多研究表明，_____月是婴幼儿口语发展的关键期。

30个月婴幼儿开始说出一定数量的简单修饰句，如"我也要搭积木"。36个月左右的婴幼儿开始使用比较复杂的修饰语，如带"的"字的名词结构"妈妈做的衣服"等。

工作表单 2 如表 5-12 所示。

表 5-12

工作表单 2	如何创设语言教育环境	姓名		学号	
		评分人		评分	

对 25 ～ 36 个月婴幼儿进行语言教育应创设怎样的语言环境?

感受语言、学习语言、积累语言经验都离不开良好的语言环境。家庭语言环境对婴幼儿语言发展影响很大，绝不能忽视。

（1）创建愉快的家庭语言氛围，对婴幼儿的发音、词汇学习和表达多鼓励和表扬，家长以一种童心去了解婴幼儿的想法和需求，给予他们_____，使他们没有负担、轻松地掌握语言。

（2）_____，放有布娃娃、电话、餐具、木偶、画册、图片等，经常和婴幼儿进行_____等活动，通过活动发展他们的语言。

（3）让婴幼儿与不同的人交往，对学习语言很有必要。婴幼儿接触的人越多，所习得的词汇越丰富，语言活动越频繁，其思维越活跃，智力发展也越快。

（4）_____给婴幼儿听，使他们在无意识的状态下，不断接受语言刺激，得到潜移默化的教育

工作表单 3 如表 5-13 所示。

表 5-13

工作表单 3	促进 25 ～ 36 个月婴幼儿语言发展的训练活动	姓名		学号	
		评分人		评分	

请你根据所学知识，可以借助图书馆的书籍或查阅网络资料给 25 ～ 36 个月婴幼儿家长推荐一个科学有趣的亲子语言游戏。

【游戏名称】动物口袋。

【活动目标】发展语言表达能力，积累新知识。

【活动材料】线毛动物（鸭、兔、狗）玩具，布口袋一个，鱼、虾、肉骨头、萝卜、白菜等食物卡片。

【指导要点】

（1.教师请婴幼儿帮助老师一起将_____放在地垫上，并告诉婴幼儿口袋里有很多玩具，从而吸引婴幼儿注意。

（2）每个婴幼儿从口袋中摸出一种动物玩具，教师引导婴幼儿观察小动物，重点说出_____。观察后，可从教师口袋中更换动物。

（3）将动物爱吃的食物散放在地板上，教师指导婴幼儿喂养小动物，将食物放入相应动物的嘴巴中。

【注意事项】在日常生活中，家长可以引导婴幼儿认识家中的物品，能说出其名称和用途。家长要耐心等待婴幼儿把话说完，不要替他说，也不要与婴幼儿抢着说话

模块五　25～36个月婴幼儿身心发展及保育　　151

3. 反思评价

（1）学习本任务后，应该如何看待这一阶段婴幼儿说话不流畅的现象？

（2）请你对本次任务进行评价，填写表 5-14。

表 5-14

评价内容	自　评
课堂活动参与度	☆ ☆ ☆ ☆ ☆
小组活动贡献度	☆ ☆ ☆ ☆ ☆
学习内容接受度	☆ ☆ ☆ ☆ ☆

4. 学习支持

1）25～36个月婴幼儿语言发展的特点

详见表 5-15。

表 5-15

年龄	特点
25～36个月	完整句阶段（25～36个月）。25个月以后，婴幼儿开始学习运用符合语法规则的完整句更为准确地表达思想。许多研究表明，25～36个月是婴幼儿口语发展的关键期。我国学者研究表明，婴幼儿表述完整句的长度随年龄增长而增长
30个月	开始说出一定数量的简单修饰句，如"我也要搭积木"
36个月	开始使用比较复杂的修饰语，如带"的"字的名词结构"妈妈做的衣服"等。形式复杂句子的运用要延续到入学以后

2）促进25～36个月婴幼儿语言发展的语言环境创设原则

①婴幼儿所处的物质环境、精神环境是其学习、生活的重要场所。有目的、有计划地精心创设良好的语言交流环境，是婴幼儿语言发展活动顺利、有效实施的重要基础。

②创设良好语言环境能使婴幼儿在最敏感时期感受到语言的内容及方法，对于婴幼儿的语言、认知、情感与个性品质的形成与发展，具有非常重要的促进作用。

③创设良好语言环境能提高婴幼儿语言学习的兴趣，丰富婴幼儿语言词汇，提高阅读水平，有效满足婴幼儿的好奇心与求知欲，对于婴幼儿语言掌握及阅读能力培养都十分有利。

3）促进25～36个月婴幼儿语言发展的语言环境创设方法

感受语言、学习语言、积累语言经验都离不开良好的语言环境。家庭语言环境对婴幼儿语言发展影响很大，绝不能忽视。

①创建愉快的家庭语言氛围，对婴幼儿的发音、词汇学习和表达多鼓励和表扬，家长要以童心去了解婴幼儿的想法和需要，给予他们积极的、温和的、有效的语言刺激，使他们没有负担、轻松地掌握语言。

②布置一个有情趣的游戏角，放有布娃娃、电话、餐具、木偶、画册、图片等，经常和婴幼儿进行表演、打电话、看图书、讲故事等活动，通过活动发展他们的语言。

③让婴幼儿与不同的人交往，对学习语言很有必要。婴幼儿接触的人越多，所习得的词汇越丰富，语言活动越频繁，其思维越活跃，智力发展也越快。

④经常播放简短儿歌、童谣等给婴幼儿听，使他们在无意识的状态下，不断接受语言刺激，得到潜移默化的教育。

模块五　25～36个月婴幼儿身心发展及保育

任务四　培养田田注意力的稳定性

1. 任务描述

在星星早教中心的活动室里，王老师正在组织小朋友们进行绘本阅读活动。小朋友们都专心致志地跟随王老师一起阅读绘本《好饿的毛毛虫》，这时候窗外有一只小鸟飞过来，刚好停在窗台上。田田（35个月）的位置恰好是正对着窗口的，他一抬头就看到了停在窗台上的小鸟，田田伸手指着窗外，激动地喊叫起来："快看！小鸟！"其他小朋友听到田田的话都纷纷看向窗外，甚至有的小朋友跑到窗户附近看小鸟了。

（1）田田在课堂上有什么表现？他的表现反映出婴幼儿注意力发展的什么特点？此阶段婴幼儿注意力发展的特点还有哪些呢？（完成工作表单1）

（2）你觉得哪些行为会破坏婴幼儿的注意力？观察情景表演，说一说婴幼儿的注意力是怎样被破坏掉的。作为一名家庭教育指导师，你会如何帮助家长和婴幼儿呢？为什么婴幼儿看动画片的时候注意力很集中？（完成工作表单2）

（3）请你根据田田的年龄，设计一个提高婴幼儿注意力稳定性的活动方案。（完成工作表单3）

2. 工作表单

工作表单1见表5-16。

表5-16

工作表单1	25～36个月婴幼儿注意发展的特点	姓名		学号	
		评分人		评分	
1. 田田在课堂上有什么表现？他的表现反映出婴幼儿注意力发展的什么特点？ 田田在课堂上的表现是_____ 他的表现反映出婴幼儿注意力发展的特点是：_____ 田田的注意力以_____为主					

（续表）

工作表单 1	25 ～ 36 个月婴幼儿注意发展的特点	姓名		学号	
		评分人		评分	

2. 此阶段婴幼儿注意力发展的特点还有哪些呢？

（1）＿＿＿＿＿＿＿占优势，＿＿＿＿＿＿＿开始发展。

（2）注意范围＿＿＿＿＿＿＿，稳定性＿＿＿＿＿＿＿。

（3）注意的发展具有＿＿＿＿＿＿＿。

（4）依靠活动进行，需要＿＿＿＿＿＿＿帮助

工作表单 2 见表 5-17。

表 5-17

工作表单 2	婴幼儿注意力是如何被破坏的	姓名		学号	
		评分人		评分	

1. 你觉得哪些行为会破坏婴幼儿的注意力？

_____

_____

_____

_____

2. 观察情景表演，说一说婴幼儿的注意力是怎样被破坏掉的。作为一名家庭教育指导师，你会如何帮助家长和婴幼儿呢？

_____

_____

_____

_____

3. 为什么婴幼儿看动画片的时候注意力很集中？

_____

_____

_____

_____

模块五 25～36个月婴幼儿身心发展及保育

工作表单 3 见表 5-18。

表 5-18

工作表单 3	25～36个月龄幼儿注意力发展活动方案	姓名		学号	
		评分人		评分	

作为一名家庭教育指导师，我们可以开展哪些活动对婴幼儿进行注意力训练呢？

【游戏名称】悄悄话。

【适合对象】25～36个月婴幼儿。

【玩法】

具体方法灵活多样，例如我们先小声地告诉婴幼儿一句话：冰箱里有西瓜和苹果，没有饮料。然后让婴幼儿用悄悄话的形式告诉其他人，事后再检查正确率，根据结果来改变悄悄话的内容和长短，从易到难逐渐提高游戏难度。

【游戏名称】拼图。

【适合对象】25～36个月婴幼儿。

【玩法】

可以购买拼图，也可以自制拼图。通过在_____要求婴幼儿能完成拼图。谁拼图用时_____，谁获胜。拼图的数量也可以从 8 片开始逐渐_____，从而提高拼图难度

3. 反思评价

（1）假如现实中你就是田田的老师，你打算如何应对田田的行为呢？

（2）请你对本次任务进行评价，填写表5-19。

表5-19

评价内容	自　评
课堂活动参与度	☆ ☆ ☆ ☆ ☆
小组活动贡献度	☆ ☆ ☆ ☆ ☆
学习内容接受度	☆ ☆ ☆ ☆ ☆

4. 学习支持

1）25～36个月婴幼儿注意力发展的特点

在整个婴幼儿阶段，无意注意一直占主导地位。随着年龄增长，婴幼儿注意力逐渐增强，能更迅速地接收信息。研究表明，婴幼儿在24个月时能集中注意力10～12分钟，30个月时能集中注意力10～20分钟。到了3岁，幼儿的有意注意开始发展，他们开始能够服从成人提出的活动任务，即出现了有意注意的萌芽。

无意注意占优势，有意注意开始发展。

注意力范围小，稳定性差。注意力范围还是比较狭窄，通常注意了一件事情就忘了其他事情。2～3岁婴幼儿的无意注意是出于对新鲜刺激的一种正常反应，他们可以对比较感兴趣的事物，保持一段时间的注意力，但这种注意力主要是由事物变化所引起的，不是靠意志努力来完成，因此这种注意力也还是不稳定的。

注意力发展具有个体差异性。每个孩子注意力发展不一，保持时间长短也不一样。有的婴幼儿比较容易被视觉刺激吸引（视觉注意），有的婴幼儿对听觉刺激更加敏感（听觉注意），有的婴幼儿则更喜欢运用肢体动作（触觉注意）进行学习。他们喜欢发问插话、手舞足蹈、操作摆弄，在要求安静的活动中，常常坐立不安，动来动去，就算是被强迫坐定，也会在成人不注意的时候做很多小动作。尤其是最后这类婴幼儿，常常会被认为"注意力不集中""有多动倾向"。

依靠活动进行，需要成人帮助。此阶段的婴幼儿注意力训练在游戏活动中更容易完成。作为教师或家长可以多组织一些婴幼儿感兴趣的游戏活动，锻炼婴幼儿的思考能力，使他们的注意力更加集中。

2）保护25～36个月婴幼儿注意力的方法

（1）需要的时候再出现。

在婴幼儿游戏时，父母需要做的，不是干涉或主导婴幼儿玩耍，而是要耐心观察，通过观察了解婴幼儿的游戏水平、注意力投入情况、兴趣点，在婴幼儿需要的时候给予适当的陪伴和支持。如果婴幼儿正沉醉在他的游戏中，你就远远地关注着他而不要轻易打扰。如果婴幼儿愿意邀请你和他一同游戏，也应该多听听婴幼儿的需要，而不是对婴幼儿的"杰作"指手画脚，当他希望你分享他的快乐时再和他一起分享。

（2）跟随，给孩子专心观察的时间。

婴幼儿的专注力总是集中在自己感兴趣的事情上。遇到婴幼儿感兴趣的事情，可以跟婴幼儿一起停下来细心观察。他会通过感受，从动物的形态、声音，到动物身上的气味，建立起自己对动物的新认识。婴幼儿对事物的兴趣越浓，其稳定、集中的注意力越容易形成。要让婴幼儿尽情享受专注的乐趣、发现的乐趣。

（3）交流和引导要适当。

父母的作用在于创设一个积极的环境。父母可以给婴幼儿多准备一些适合其年龄段的游戏材料，比如，不同的画笔，让婴幼儿交替感受不同画笔的质地、手感等。父母还可以在婴幼儿画画的时候与婴幼儿交流，而不是主导。

（4）控制看电视的时间。

控制婴幼儿看电视的时间，每次不超20分钟。建议选择短的、移动慢的、表现简单的节目，如跳舞和唱歌等。看电视最好有家长陪伴，在观看后和婴幼儿一起讨论电视内容，这样有利于婴幼儿对电视内容进行加工，增加思维活动。父母可以多带婴幼儿接触大自然，多玩石头、沙子、水、树枝等简单但又变化丰富的事物。

（5）让婴幼儿远离噪声。

婴幼儿注意力的稳定性差，容易受到新异刺激影响，因此爸爸妈妈在与婴幼儿做游戏、看书或读故事的时候要尽量创造安静的环境，避免电视、糖果等诱惑。 有研究表明，如果长期把婴幼儿放在噪声环境下，婴幼儿的听力状态会受到影响，这样做也会影响婴幼儿后期的专注力。过度的噪声会让婴幼儿无法将注意力集中在应该专注的事物上，甚至影响到婴幼儿的情绪发展。

任务五 提高石头记忆力的发展

1. 任务描述

石头是个2岁半的小男孩,爸爸想从小培养他的专注力与记忆力,因此每天都会抽空教给石头一些古诗,但他总也记不住。可是,他在早教中心跟老师们通过观察图片和玩游戏的方式学习《咏鹅》后,却能在回到老家看到几只鹅的时候朗诵出来。爸爸觉得不可思议,孩子的记忆到底是怎么回事呢?

有一天石头跟着妈妈一起到超市购物,妈妈不想给石头买糖果,于是故意不带石头到卖糖果的柜台。谁知石头却自己推着小推车找到了卖糖果的柜台,直接拿了一包和上周爸爸给他买的一样的糖果。他的这一举动让妈妈感到既好笑又无奈,不禁感叹道:"你怎么记得卖糖果的地方?真拿你这小家伙没办法!"

(1)石头在学习古诗时和到超市购物时分别有哪些行为表现?这些表现体现了该年龄阶段婴幼儿记忆力发展的哪些特点?(完成工作表单1)

(2)结合案例,尝试依据婴幼儿记忆力的特点分析石头记得《咏鹅》却不记得爸爸教的古诗的原因,并给石头父母在培养婴幼儿记忆力方面提供建议。(完成工作表单2)

(3)通过查阅书籍或上网搜集资料,设计一个适合培养此年龄段婴幼儿记忆力发展的亲子游戏。(完成工作表单3)

2. 工作表单

工作表单1如表5-20所示。

表5-20

工作表单1	25～36个月婴幼儿记忆力发展的特点	姓名		学号	
		评分人		评分	

石头在学习古诗时和到超市购物时分别有哪些行为表现?这体现了25～36个月婴幼儿记忆力发展的哪些特点?

石头在学习古诗时的表现_____

_____;

（续表）

工作表单 1	25～36个月婴幼儿记忆力发展的特点	姓名		学号	
		评分人		评分	

石头到超市购物时的表现＿＿＿＿＿＿＿＿＿＿＿＿＿＿＿＿＿＿＿＿＿＿＿＿

＿＿＿＿＿＿＿＿＿＿＿＿＿＿＿＿＿＿＿＿＿＿＿＿＿＿＿＿＿＿＿＿＿＿＿＿

＿＿＿＿＿＿＿＿＿＿＿＿＿＿＿＿＿＿＿＿＿＿＿＿＿＿＿＿＿＿＿＿＿＿＿＿

＿＿＿＿＿＿＿＿＿＿＿＿＿＿＿＿＿＿＿＿＿＿＿＿＿＿＿＿＿＿＿＿＿＿＿＿

＿＿＿＿＿＿＿＿＿＿＿＿＿＿＿＿＿＿＿＿＿＿＿＿＿＿＿＿＿＿＿＿＿＿＿。

这些表现体现了25～36个月婴幼儿记忆力发展的特点是＿＿＿＿＿＿＿＿＿＿

＿＿＿＿＿＿＿＿＿＿＿＿＿＿＿＿＿＿＿＿＿＿＿＿＿＿＿＿＿＿＿＿＿＿＿＿

＿＿＿＿＿＿＿＿＿＿＿＿＿＿＿＿＿＿＿＿＿＿＿＿＿＿＿＿＿＿＿＿＿＿＿＿

＿＿＿＿＿＿＿＿＿＿＿＿＿＿＿＿＿＿＿＿＿＿＿＿＿＿＿＿＿＿＿＿＿＿＿＿

工作表单 2 如表 5-21 所示。

表 5-21

工作表单 2	促进25～36个月婴幼儿记忆力发展的建议	姓名		学号	
		评分人		评分	

　　结合案例，尝试依据婴幼儿记忆力的特点分析石头记得《咏鹅》却不记得爸爸教的古诗的原因，并给石头父母在培养子女记忆力方面提供建议。

石头记得《咏鹅》却不记得爸爸教的古诗原因是＿＿＿＿＿＿＿＿＿＿＿＿＿＿

＿＿＿＿＿＿＿＿＿＿＿＿＿＿＿＿＿＿＿＿＿＿＿＿＿＿＿＿＿＿＿＿＿＿＿＿

＿＿＿＿＿＿＿＿＿＿＿＿＿＿＿＿＿＿＿＿＿＿＿＿＿＿＿＿＿＿＿＿＿＿＿＿

＿＿＿＿＿＿＿＿＿＿＿＿＿＿＿＿＿＿＿＿＿＿＿＿＿＿＿＿＿＿＿＿＿＿＿＿

＿＿＿＿＿＿＿＿＿＿＿＿＿＿＿＿＿＿＿＿＿＿＿＿＿＿＿＿＿＿＿＿＿＿＿。

石头父母在培养子女记忆力方面的建议如下：

＿＿＿＿＿＿＿＿＿＿＿＿＿＿＿＿＿＿＿＿＿＿＿＿＿＿＿＿＿＿＿＿＿＿＿＿

＿＿＿＿＿＿＿＿＿＿＿＿＿＿＿＿＿＿＿＿＿＿＿＿＿＿＿＿＿＿＿＿＿＿＿＿

＿＿＿＿＿＿＿＿＿＿＿＿＿＿＿＿＿＿＿＿＿＿＿＿＿＿＿＿＿＿＿＿＿＿＿＿

＿＿＿＿＿＿＿＿＿＿＿＿＿＿＿＿＿＿＿＿＿＿＿＿＿＿＿＿＿＿＿＿＿＿＿＿

模块五　25～36个月婴幼儿身心发展及保育

工作表单 3 如表 5-22 所示。

表 5-22

工作表单 3	培养 25～36 个月婴幼儿记忆力发展的亲子游戏	姓名		学号	
		评分人		评分	

通过查阅书籍或上网搜集资料，设计一个适合培养 25～36 个月婴幼儿记忆力发展的亲子游戏。

游戏名称：动物运动会。

游戏目的：发展记忆力。

玩法：妈妈将家里的小动物玩具集合起来，给每个小动物编上号码。开始时让每个小动物都站在自己的号码上，请婴幼儿记住，然后妈妈将号码弄乱，再让婴幼儿给每个小动物贴上它们原来的号码，看看婴幼儿是不是能够准确地把号码和小动物组合起来。

游戏名称：_____

游戏目的：_____

玩法：_____

_____

_____

_____

_____

_____

_____

3. 反思评价

（1）学习本任务后，思考婴幼儿记忆事物取决于什么？

（2）请你对本次任务进行评价，填写表 5-23。

表 5-23

评价内容	自　评
课堂活动参与度	☆☆☆☆☆
小组活动贡献度	☆☆☆☆☆
学习内容接受度	☆☆☆☆☆

4. 学习支持

（1）25～36 个月婴幼儿记忆力发展顺序与年龄表如表 5-24 所示。

表 5-24

记忆力项目	开始年龄（月）	常模年龄（月）	发展较晚年龄（月）
能记住一天内的事情	12	18.1	21
看过图片后一周内能记得	16	22.6	25
听故事一周后能记住并复述其中情节	21	26.8	30
记住半个月前的事情	27	32.5	35
可系统复述故事的主要情节	25	32.5	36
能记住三天前的事情	14	19.1	20

（2）25～36 个月婴幼儿记忆力发展的特点。

①以无意识记忆为主。

婴幼儿时期，无意识记忆占据优势，有意识记忆还处在逐步发展阶段。婴幼儿最早、最容易记住的事物，往往是那些和他本人关系非常密切的事物和他感兴趣的事物。这种识记无预定目的，不自觉识记，是无意注意的产物。

②以机械记忆为主。

由于婴幼儿年龄小，缺乏必要的知识和经验，他们在记忆中，往往只能根据材料的外部联系，采用简单重复的方式进行机械识记。比如，婴幼儿背诵一些他根本不理解的诗句、背数字等，都是运用机械识记方法进行的。

③形象记忆效果高于词语记忆。

形象记忆是借助事物具体形象进行识记，如婴幼儿根据直觉形象来记忆父母的容貌。词语记忆是利用词语进行的间接识记。由于婴幼儿语言水平较低，在这一时期，形象记忆明显优越于词语记忆。但是，运用词语对记忆对象进行描述、说明，又能大大提高形象记忆的效果。

（3）25～36个月婴幼儿记忆力发展的培养方法。

在培养婴幼儿记忆力，教他学习记住一些事物的时候，应该尽量选择形象、直观、具体、生动，能引发婴幼儿兴趣、吸引他们注意的对象。由于婴幼儿的有意识记正在逐渐发展，家长和教师要注意采取一定的方法，对其有意识记行为进行启发和诱导。比如，让婴幼儿开展表演游戏活动，在游戏中事先提出角色要求。在给婴幼儿讲故事之前，提出要求复述的条件等。像这样多加训练，能促进婴幼儿有意识记的发展。

与机械记忆相对的是理解记忆，它是识记者根据本人对材料的理解，运用有关经验进行识记的方法。

采用理解记忆比机械记忆效果好，但两者不相互排斥，而且把这两种记忆方法结合起来，能够大大提高记忆效果。比如一首儿歌，帮助婴幼儿理解之后，他就能很快学会。因此，在培养婴幼儿记忆力时，应教婴幼儿从小学习运用理解进行记忆的方法。

家长应该注意充分利用直观材料，加强词语的具体说明，使具体形象和词义在婴幼儿识记过程中密切结合，相互作用，从而促进记忆力发展。如让婴幼儿看图识字、看图听故事内容等。

任务六　正确处理菲菲哭闹情绪

1. 任务描述

有一天菲菲妈妈出门上班，走得比较着急，忘记同菲菲打招呼了。后来听奶奶说，菲菲在家哭了好久，一直喊"找妈妈"。无奈之下，奶奶打开电视播放动画片，没过多久菲菲便停止了哭闹，专心看起了动画片。当看到动画片中有趣的情节，菲菲会哈哈大笑，看到动画片中的坏人被打，菲菲会挥舞着小手，嘴巴里说着"打"，全然忘记了刚才与妈妈分离时的难过情绪。

有时候菲菲跟着妈妈到超市，碰上了喜欢的芭比娃娃就吵闹着要买。一开始妈妈还能耐心地与菲菲说道理，告诉她家里已经有了，菲菲依然哭闹，妈妈就很生气地说："你再哭，我就让你自己在这里哭个够，我和爸爸回家，不理你了。"结果，菲菲哭闹得更厉害了。于是，妈妈给菲菲买了一个糖果，菲菲停止了哭闹。

（1）案例中菲菲的情绪在不同情境中有了哪些变化？这些情绪变化体现了该年龄阶段婴幼儿情绪情感发展的哪些特点呢？（完成工作表单1）

（2）在两个情境当中，菲菲奶奶和妈妈处理菲菲哭闹的方式正确吗？请你结合该年龄阶段婴幼儿情绪情感发展的特点说明理由。（完成工作表单2）

（3）小组讨论，（可查阅资料）为家长们推荐一个适合培养25～36月龄婴幼儿情绪情感发展的亲子游戏。（完成工作表单3）

模块五　25 ～ 36 个月婴幼儿身心发展及保育

165

2. 工作表单

工作表单 1 如表 5-25 所示。

表 5-25

工作表单 1	25 ～ 36 个月婴幼儿情绪情感发展的特点	姓名		学号	
		评分人		评分	

案例中菲菲的情绪在不同情境中有了哪些变化？这些情绪变化体现了 25 ～ 36 个月婴幼儿情绪情感发展的哪些特点呢？

菲菲的情绪由＿＿＿＿＿＿＿＿＿＿＿＿＿＿＿＿＿＿＿＿＿＿＿＿＿＿＿＿＿

＿＿＿＿＿＿＿＿＿＿＿＿＿＿＿＿＿＿＿＿＿＿＿＿＿＿＿＿＿＿＿＿＿＿＿

变为＿＿＿＿＿＿＿＿＿＿＿＿＿＿＿＿＿＿＿＿＿＿＿＿＿＿＿＿＿＿＿＿；

这些情绪变化体现了 25 ～ 36 个月婴幼儿情绪情感发展的特点是＿＿＿＿＿＿＿

＿＿＿＿＿＿＿＿＿＿＿＿＿＿＿＿＿＿＿＿＿＿＿＿＿＿＿＿＿＿＿＿＿＿＿

工作表单 2 如表 5-26 所示。

表 5-26

工作表单 2	判断菲菲家长的教育行为是否得当	姓名		学号	
		评分人		评分	

1. 在两个情境当中，菲菲奶奶和妈妈处理菲菲哭闹的方式正确吗？

菲菲奶奶处理的方式＿＿＿＿＿＿＿＿＿＿；菲菲妈妈处理的方式＿＿＿＿＿＿＿＿。

2. 请你结合 25 ～ 36 个月婴幼儿情绪情感发展的特点说明理由。

婴幼儿情绪冲动、＿＿＿＿＿＿＿＿＿、＿＿＿＿＿＿＿＿＿，年龄越小特点越突出；更多受＿＿＿＿＿＿＿＿＿变化影响，而不是由稳定的主观心态掌控。因此，＿＿＿＿＿＿＿＿＿＿

＿＿＿＿＿＿＿＿＿＿＿＿＿＿＿＿＿＿＿＿＿＿＿＿＿＿＿＿＿＿＿＿＿＿＿。

结合案例说明：

工作表单 3 如表 5-27 所示。

表 5-27

工作表单 3	培养 25～36 个月婴幼儿情绪情感发展的亲子游戏	姓名		学号	
		评分人		评分	

小组讨论，（可查阅资料）为家长们推荐一个适合培养 25～36 月龄婴幼儿情绪情感发展的亲子游戏。

游戏名称：好玩的情绪卡片。

游戏道具：

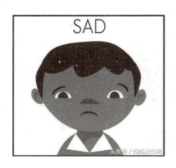

玩法一：

把一叠卡片正面朝下放置，（和婴幼儿轮流）抽出其中一张，说出卡片上情绪的名字，并试着模仿出来。比如一张卡片是"难过"的表情，我们可以皱起眉头，嘴角向下弯，来把它模仿出来。

玩法二：

_____

_____

3. 反思评价

（1）学习本任务后，你认为父母良好的情绪情感状态对婴幼儿成长是否有影响呢？请你说说理由。

模块五　25～36个月婴幼儿身心发展及保育

（2）请你对本次任务进行评价，填写表5-28。

表5-28

评价内容	自　评
课堂活动参与度	☆ ☆ ☆ ☆ ☆
小组活动贡献度	☆ ☆ ☆ ☆ ☆
学习内容接受度	☆ ☆ ☆ ☆ ☆

4. 学习支持

（1）25～36月龄婴幼儿情绪情感发展的特点。

　　婴幼儿情绪是成熟和分化的结果。新生儿除了恬静的状态外，所谓情绪，只不过是一种激动的状态而已，此期的情绪是未分化的、笼统的、无特别形式的。谢尔曼曾用四种不同的刺激情境（针刺、过时不喂奶、缚其手脚运动、身体突然失去支持）来引起新生儿情绪反应，结果一律是大哭。随着年龄增长，婴幼儿的情绪自原始的基本状态经过不断分化后，会产生多种具有特殊意义的情绪。25～36个月婴幼儿情绪情感发展的特点为冲动、易变、外露，年龄越小特点越突出。婴幼儿情绪更多受外在环境变化影响，而不是由稳定的主观心态掌控。

　　0～3岁婴幼儿社会情感学习与发展核心能力表如表5-29所示。

表5-29

社会情感	学习与发展的核心能力	代表性行为（主要观察指标）
情绪识别	1. 认识情绪 2. 表达自己的情感 3. 理解故事中人物的情感	1. 可根据父母的情绪调整自己的行为 2. 将故事中人物的情绪与图片上人物的表情配对 3. 可以用语言解释图片上人物的表情 4. 可以推知别人的情绪 5. 能明白无误地表达自己的情绪 6. 出现预测性恐惧，如害怕独自上厕所、害怕黑暗等 7. 当得到称赞或获得成功时表现出骄傲的表情 8. 能用词语讨论自己和别人的情感，例如说"我很高兴""红红很伤心" 9. 在成人提示下模仿故事中人物的表情 10. 描述故事中人物的心理并伴有相应表情 11. 判断故事中人物的行为好坏

（2）25～36月婴幼儿情绪情感发展保教要点。

3岁以前是婴幼儿大脑情绪发育关键期，因此，与最亲密的人建立依附关系、学习及环境的影响都是婴幼儿情绪发展的重要基石。正视婴幼儿的感觉，明白他们的需要和情绪发展，给予适当的正确引导，对培养婴幼儿健康的情绪是非常有帮助的。成人可以从以下几个方面对婴幼儿情绪情感发展提供帮助：

①注意观察并细致培养和发展婴幼儿的情绪情感；

②丰富婴幼儿的生活是培养健康情绪和良好情感的途径；

③营造良好的家庭氛围；

④设法帮助婴幼儿学会控制消极的情绪情感；

⑤多创造体验积极情绪情感的机会；

⑥通过游戏促进婴幼儿情绪情感发展。

模块五　25～36个月婴幼儿身心发展及保育　169

任务七　帮助心心交朋友

1.任务描述

心心是个可爱的3岁小女孩，平时都是由外婆照顾。外婆年纪大了，因为担心把心心带到外面与其他小朋友一起玩会不安全，所以心心的活动范围大都是家里。

小区里和心心同龄的小朋友都有自己的玩伴，偶尔心心外婆领着心心在小区里散步时，心心也只是远远地看着其他小朋友玩耍。小朋友经常会邀请小伙伴到自己家做客，心心外婆从来不邀请小区里同龄的孩子来家里做客，所以心心几乎没有同龄的朋友。在这样的环境下，心心越来越抗拒与陌生人交流。甚至当小朋友或叔叔阿姨跟心心打招呼时，心心都害怕地躲到外婆身后，外婆则说："我们心心比较胆小，所以不敢跟你们打招呼。"妈妈看到这样的情况后忧心忡忡……

（1）案例中心心表现出什么问题？这个年龄段婴幼儿社会性发展的特点是什么？（工作表单1）

（2）结合案例，说一说心心外婆哪些做法是不正确的，并从促进心心社会性行为发展角度提出正确的教育方法。（工作表单2）

（3）小组讨论，（可查阅资料）为家长们推荐一个适合培养25～36月龄婴幼儿社会性发展的训练活动。

婴幼儿身心发展与保育

2. 工作表单

工作表单 1 如表 5-30 所示。

表 5-30

工作表单 1	分析心心的行为问题	姓名		学号	
		评分人		评分	

案例中心心表现出什么问题？ 25 ～ 36 个月婴幼儿社会性发展的特点是什么？

心心表现出＿＿＿＿＿＿＿＿＿＿＿＿＿＿＿＿＿＿＿＿＿＿＿＿＿＿＿＿＿＿＿＿＿＿

＿＿＿＿＿＿＿＿＿＿＿＿＿＿＿＿＿＿＿＿＿＿＿＿＿＿＿＿＿＿＿＿＿＿＿＿＿＿＿

＿＿＿＿＿＿＿＿＿＿＿＿＿＿＿＿＿＿＿＿＿＿＿＿＿＿＿＿＿＿＿＿＿＿＿＿＿＿＿

25 ～ 36 个月婴幼儿社会性发展的特点是＿＿＿＿＿＿＿＿＿＿＿＿＿＿＿＿＿＿＿＿

＿＿＿＿＿＿＿＿＿＿＿＿＿＿＿＿＿＿＿＿＿＿＿＿＿＿＿＿＿＿＿＿＿＿＿＿＿＿＿

＿＿＿＿＿＿＿＿＿＿＿＿＿＿＿＿＿＿＿＿＿＿＿＿＿＿＿＿＿＿＿＿＿＿＿＿＿＿＿

工作表单 2 如表 5-31 所示。

表 5-31

工作表单 2	25 ～ 36 个月婴幼儿社会性行为发展的方法	姓名		学号	
		评分人		评分	

结合案例，说一说心心外婆哪些做法是不正确的，并从促进心心社会性行为发展角度提出正确的教育方法。

心心外婆不正确做法有＿＿＿＿＿＿＿＿＿＿＿＿＿＿＿＿＿＿＿＿＿＿＿＿＿＿＿＿

＿＿＿＿＿＿＿＿＿＿＿＿＿＿＿＿＿＿＿＿＿＿＿＿＿＿＿＿＿＿＿＿＿＿＿＿＿＿＿

＿＿＿＿＿＿＿＿＿＿＿＿＿＿＿＿＿＿＿＿＿＿＿＿＿＿＿＿＿＿＿＿＿＿＿＿＿＿＿

＿＿＿＿＿＿＿＿＿＿＿＿＿＿＿＿＿＿＿＿＿＿＿＿＿＿＿＿＿＿＿＿＿＿＿＿＿＿＿

促进心心社会性行为发展正确的教育方法是＿＿＿＿＿＿＿＿＿＿＿＿＿＿＿＿＿＿＿

＿＿＿＿＿＿＿＿＿＿＿＿＿＿＿＿＿＿＿＿＿＿＿＿＿＿＿＿＿＿＿＿＿＿＿＿＿＿＿

＿＿＿＿＿＿＿＿＿＿＿＿＿＿＿＿＿＿＿＿＿＿＿＿＿＿＿＿＿＿＿＿＿＿＿＿＿＿＿

＿＿＿＿＿＿＿＿＿＿＿＿＿＿＿＿＿＿＿＿＿＿＿＿＿＿＿＿＿＿＿＿＿＿＿＿＿＿＿

模块五　25～36个月婴幼儿身心发展及保育

171

工作表单3如表5-32所示。

表5-32

工作表单3	培养25～36个月婴幼儿社会性行为发展的训练活动	姓名		学号	
		评分人		评分	

小组讨论，（可查阅资料）为家长们推荐一个适合培养25～36月龄婴幼儿社会性发展的训练活动。

举例：活动名称——红绿灯。

活动目标：

（1）认识红绿灯，知道红绿灯的用途。

（2）知道汽车、行人在马路上要遵守交通规则，听从红绿灯指挥。

（3）能较灵敏地根据信号做动作，体验模仿游戏的快乐。

活动准备：

（1）马路、交通红绿灯图片。

（2）小司机的音乐。

（3）自制红灯一个、呼啦圈若干，进行交叉路口的场地布置。

活动过程：

（1）观看图片，体验当小司机。

（2）出示信号灯，再次体验当小司机。

（3）学一学，说一说。

学习交通信号灯的儿歌并理解不同颜色代表的意思。红灯亮了表示停，绿灯亮了表示走，黄灯亮了表示等等。"马路上面车子多，交通灯儿来指挥，红灯亮了停一停，绿灯亮了走一走，黄灯亮了等一等"。

（4）游戏：开小汽车。

游戏玩法：请婴幼儿当小司机，爸爸妈妈或其他小伙伴当乘客，乘客愿意上谁的车就把手搭在谁的肩膀上。爸爸妈妈用红灯指挥交通，开始游戏，红灯亮了，汽车停下，绿灯亮了，汽车前行

3. 反思评价

（1）学习本任务后，我们还可以利用生活中哪些情境设计活动来促进婴幼儿社会性行为发展呢?

（2）请你对本次任务进行评价，填写表5-33。

表5-33

评价内容	自　评
课堂活动参与度	☆ ☆ ☆ ☆ ☆
小组活动贡献度	☆ ☆ ☆ ☆ ☆
学习内容接受度	☆ ☆ ☆ ☆ ☆

4. 学习支持

25 ～ 36 个月婴幼儿社会性行为的核心能力与教育建议如表 5-34 所示。

表5-34

社会行为	学习与发展核心能力	代表性行为（主要观察指标）	教育建议
交往行为	（1）同伴交往 （2）关心他人	（1）看见人后经常会微笑 （2）偶尔注意旁边的小朋友，相互微笑 （3）能模仿对方行为，进行对话，分享玩具等 （4）和小朋友轮流玩玩具 （5）特别亲近某个小伙伴 （6）模仿成人给布娃娃喂饭、洗澡等 （7）扮演妈妈或爸爸角色，对布娃娃表现出爱的情感 （8）帮助他人做事，比如教别的小朋友怎样照顾布娃娃	（1）培养婴幼儿遵从社交规则 （2）给婴幼儿具体的社交策略 （3）创造具体的情境锻炼交往能力 （4）引导婴幼儿体察他人的情感变化
适应	（1）进食 （2）穿衣	（1）会自己拿饼干吃 （2）自己吃饭撒满桌 （3）能自己端杯子喝水 （4）能用勺吃饭，只撒出少量 （5）会用筷子扒饭入口，但还不会夹菜 （6）配合穿衣 （7）会自己戴帽子，但不一定戴得正	（1）培养婴幼儿遵从社交规则 （2）给婴幼儿具体的社交策略 （3）创造具体的情境锻炼交往能力

（续表）

社会行为	学习与发展核心能力	代表性行为（主要观察指标）	教育建议
行为	（3）梳洗 （4）大小便控制	（8）不需要成人帮助，会自己套上一只袖子 （9）会脱去已脱了一个袖子的上衣，会拉下松紧带裤子 （10）会解、系扣子或会穿鞋袜、背心、裤衩 （11）模仿用面巾抹嘴，自己擦鼻子 （12）可在成人的指令下完成洗手动作，知道洗手后擦干 （13）会洗脸 （14）会漱口 （15）用牙刷在嘴里乱刷 （16）会按序刷牙 （17）把尿时会解尿 （18）大小便可坐盆 （19）主动以声音或手势表示要大小便 （20）白天及时要求上厕所 （21）自解裤子坐便盆	（4）引导婴幼儿体察他人的情感变化

参考文献

［1］彭英.婴幼儿照护职业技能教材（初级）[M].长沙：湖南科学技术出版社，2020.

［2］彭英.婴幼儿照护职业技能教材（基础知识）[M].长沙：湖南科学技术出版社，2020.

［3］任刊库，李玮，李翩翩.0～3岁婴幼儿保育与教育 [M].长沙：湖南师范大学出版社，2019.

［4］文颐.0～3岁婴幼儿的保育与教育 [M].北京：高等教育出版社，2020.

［5］刘立民.0～3岁婴幼儿亲子活动 [M].北京：北京师范大学出版社，2018.

［6］丁昀.育婴员（初级）[M].北京：中国劳动社会保障出版社，2013.

［7］丁昀.育婴员（基础知识）[M].北京：中国劳动社会保障出版社，2013.

［8］赵红.0～3岁婴幼儿身心发展与教养 [M].上海：同济大学出版社，2017.

［9］文颐.婴幼儿早期教育指导课程（0～3）[M].北京：北京师范大学出版社，2019.